KiWi

1775

Das Buch

Für sein Umfeld war Otto, der pensionierte Ingenieur, der wahnsinnige Familienpatriarch, der jüdische Siebenbürger mit seltsamer Grammatik, der Erfinder, der Sparfuchs und Verschwender, schon immer eine Heimsuchung. Aber als er aus dem Krankenhaus zurückkehrt, ist alles noch viel schlimmer. Nach wie vor ist er aufbrausend, manipulativ, distanzlos und von wahnwitzigen Einfällen beseelt – aber jetzt ist er auch noch pflegebedürftig. Seinen erwachsenen Töchtern macht er unmissverständlich klar: Ich verlange, dass ihr für mich da seid. Und zwar immer! Für Timna und Babi beginnt ein Jahr voller unerwarteter Herausforderungen, aber auch der Begegnung mit der eigenen Vergangenheit und Familiengeschichte, die so schräg ist, dass Außenstehende nur den Kopf schütteln können. Klug, liebevoll und mit sehr viel schwarzem Humor erzählt Dana von Suffrin, wie Timna versucht, ihre dysfunktionale Familie zusammenzuhalten, ohne selbst vor die Hunde zu gehen. »Otto« ist Hommage und zugleich eine Abrechnung mit einem Mann, in dessen jüdischer Biografie sämtliche Abgründe des 20. Jahrhunderts aufscheinen.

Die Autorin

Dana von Suffrin wurde 1985 in München geboren. Studium in München, Neapel und Jerusalem. 2017 Promotion mit einer Arbeit zur Rolle von Wissenschaft und Ideologie im frühen Zionismus, seitdem Postdoc an der LMU. Ihr Romandebüt »Otto« wurde u. a. mit dem Debütpreis des Buddenbrookhauses, dem Ernst-Hoferichter-Preis, dem Klaus-Michael Kühne- sowie dem Friedrich-Hölderlin-Förderpreis ausgezeichnet. Sie lebt in München.

Dana von Suffrin

OTTO

Roman

Kiepenheuer & Witsch

Für alle pensionierten Ingenieure

1

Die eurasische Steppe im Frühling

Mein zweiter Mann hieß Tann, und er kam aus einer Region, die *Gäuboden* hieß, und ich verstand, als wir uns das erste Mal im Krankenhausflur unterhielten, *Goj*-Boden und sagte, sehr gut, du kommst aus der fruchtbaren Erde, die einen Goj nach dem anderen hervorbringt, und ich komme aus Otto.

Ich kann mich noch genau erinnern, wie Tann mich damals anschaute. Er sah mir direkt in die Augen, und während ich überlegte, welche Augenfarbe er hatte, grün oder blau?, schaute er plötzlich wieder weg, vielleicht auf meine Nase oder auf das mit transparenter Plastikfolie überzogene Krankenhausbett. Er strich sich seine Haare zurück, seine Hand blieb am Hinterkopf stecken, und nun sah er aus wie jemand, der nach einer langen Zeit des gewaltsamen Nachdenkens der Lösung eines Problems ganz nah war, und ich wusste, dass er den seltsamen Satz verstanden hatte.

Tann besuchte jeden Samstag eine kleine alte Frau, die wie eine verpuppte Honigbiene in einem schäbigen Viererzimmer lag und auf ihre letzte Metamorphose wartete, und ich besuchte Otto, dessen Augen meist geschlossen waren und dessen Gesicht im Wachkoma einen vorwurfsvollen

Ausdruck angenommen hatte, so als würde er dem lieben Gott zürnen (oder uns Töchtern: Hat man so etwas schon gesehen? Rabentöchter!). Ab und zu traten wir dann aus den Zimmern, trafen uns in der Mitte des Flurs, der gesetzlich Versicherte von den Privatpatienten, wie meinem Vater, trennte, und dann tranken Tann und ich zwei oder drei Tassen Kaffee in der Cafeteria, ohne wach zu werden. Aber Tann war auch ohne Kaffee fahrig; genau genommen, das merkte ich in den Wochen danach, war er abwechselnd aufgebracht und melancholisch und oft beides gleichzeitig, vor allem, wenn ich ihm von meiner Familie erzählte.

Schon bald, nachdem wir uns zwischen Schwesternzimmer und Lastenaufzug kennengelernt hatten, kam Tann mich öfter zu Hause besuchen, und wir gingen in eines der tristen dunklen Cafés, die es in der Nähe gab, oder wir liefen ein Stück an der Isar entlang, und wenn wir zurück in meine Wohnung kamen, setzten wir uns aufs Bett und warteten, auf wen von uns beiden die Katze sich zuerst legen würde. Tann sagte, sein Lieblingsgeräusch sei das *Wrrau*, das der Körper der Katze machte, genau in dem Moment, in dem ihre Pfoten auf dem Boden aufkamen. Die ersten paar Male hatte Tann geniest, und seine Augen waren rot und noch kleiner geworden, nachdem er sie gestreichelt hatte, aber erst gewöhnte sich sein Körper an die Katze, dann gewann er sie lieb, und nach ein paar Wochen bat er mich um meinen Wohnungsschlüssel, um die Katze füttern zu können, wenn ich nicht zu Hause war. Dein Kühlschrank ist noch leerer als der Blick deines Vaters, Timna, hatte er sich bald beschwert. Das geht so nicht, du musst was essen, wenn du vom Krankenhaus nach Hause kommst. Am Abend darauf fand ich nach meiner Rückkehr Butter und Gemüse darin.

*

Vielleicht war es Tann in mancher Hinsicht besser ergangen als Babi und mir, weil sein Vater schon tot war. Unser Vater aber lebte noch. Manche betrachteten es als Wunder, dass Otto noch unter uns weilte, oder wie man das nennen mochte. Mal entfernte er sich ein Stück von diesem lebenden Zustand, dann erinnerte er sich an das, was ihn am Leben hielt: Er schlich sich wieder an, an das Leben, und an mich schlich er sich an; dann floss das Wasser tatsächlich aus seinen Lungen, dann begann er plötzlich zu schlucken und selbst zu atmen, es war wie in diesen Fernsehdokumentationen über die eurasische Steppe: Der lange Winter hört auf, der Schnee, der sich taub und dämpfend über die Mandschurei und die Puszta gelegt hat, schmilzt zusammen, und im Zeitraffer stößt sich ein junger Spross durch die Erde, er beschließt, Knospe zu werden, ein Orchester spielt Vivaldi, und die Knospe öffnet sich und ist ganz glänzend und prächtig, und man denkt daran, wie schön das Leben ist und wie kraftvoll die Natur, und andere törichte Sätze, die die britische Stimme aus dem Off einem einflüstert; selbst ganz benommen vom Geschehen.

Der Unterschied war: Mein Vater blühte so oft wieder auf, dass die Ärzte den Kopf schüttelten und aussahen wie verdorrende Sonnenblumen im frühen Herbstwind und sagten, Mensch, euer Vati ist echt zäh, gell?

Ich bekam jeden einzelnen Zyklus von Vergehen und Wiederauferstehen mit. Unser Vater ist wie Jesus Christus, Herr Pfarrer, doch kontinuierlich, sagten wir dem katholischen Krankenhausseelsorger, der uns ansprach, nachdem er uns schon dreimal in die kleine Kammer hatte gehen sehen, in die wir verschwanden, um unsere Hände vor der Intensivstation zu desinfizieren und diese knisternden grünen Schürzen anzuziehen. Er lachte und fragte, ob wir Zwillinge seien, worauf Babi rief: Ich bin zwar viel größer, aber im Hirn ganz klein!, und da wurde der Seelsorger ein bisschen ernst und sagte, dass Humor ein guter Weg sei, mit den Geschehnissen umzugehen, und dass er uns alles Gute wünsche. (Geschehnisse, sagte der Herr Pfarrer dazu; meine schwere ungerechte Krankheit!, rief mein Vater; ich dachte: Endet unsere Geschichte hier? Ich dachte an die dicken Bände, die in Ottos Bücherregal standen und die alle irgendwas mit *untergegangene Welt* oder *verlorene Kultur* hießen, und an die vielen Sachen, die mir Otto jetzt vielleicht nie von sich würde erzählen können.)

Bei einem meiner nachmittäglichen Besuche wachte Otto, nachdem er zwei Wochen lang im Koma gelegen hatte, auf und schaute mich mit seinen großen braunen Augen, die ein bisschen nach Schilddrüsenüberfunktion aussahen, an und lächelte. Ich war seine Lieblingstochter, mich beleidigte er nur selten, während er meine Schwester häufig nur mit *Arschloch* ansprach. Timna, wie ist dein neues Leben, fragte er mich plötzlich, und ich lachte und sagte, Otto, welches neue Leben? Alles ist wie immer.

Man soll nicht anlügen seinen Vater!, antwortete Otto,

und auch er lachte. Dabei war das, was ich gesagt hatte, gar nicht gelogen, denn mein Leben war zum größten Teil wirklich wie immer, nur der Teil mit Tann war neu.

*

Nachdem seine Bekannte gestorben war, sträubte Tann sich dagegen, das Krankenhaus zu betreten. Ob er mitkam zu Otto oder nicht, machte er vom Zustand meines Vaters abhängig; ob er ihn besuchen würde, wenn es ihm gut oder wenn es ihm schlecht ging, sagte er allerdings nicht, und ganz ohne Protest kam er nur mit, wenn Otto im Koma lag und man nichts weiter als das Beatmungsgeräusch hörte, das wie ein ganzer Meditationskurs in einer Turnhalle klang. Wenn Otto bei Bewusstsein war, entschuldigte sich Tann. Timna, sagte er dann, ich halte diesen Krankenhausscheiß nicht aus, nicht heute, sei mir nicht böse. Wenn Otto zornig war, weil man ihn in einem Rollstuhl auf dem Krankenhausflur abgestellt hatte, war das für Tann auch nicht der richtige Moment. Und selbst wenn Otto in den Telefonhörer flötete, dass er sich freue auf uns und dass ihm vielleicht die ein oder andere Banknote aus der Brieftasche springen würde, wie er sich ausdrückte, machte Tann ein ängstliches Gesicht und bewegte seinen Zeigefinger von links nach rechts. Ich nickte verständnisvoll.

Ich konnte Tann gut verstehen.

Wenn Tann doch einmal mitkam und Otto in gutem Zustand war, kaufte ich auf dem Weg zwei Stück Kuchen, eins mit Obst und eins mit Schokolade; nicht nur, weil Tann und Otto beide Süßigkeiten liebten, sondern auch, weil es mir gefiel, wie sie die beiden Stücke erst in gleich große Hälften schnitten und austauschten und nach ein paar Bissen überlegten, welches Stück besser zu wem passte. Sie diskutierten dann, wer gerade ein paar Gramm zu wenig am Körper hatte und deswegen lieber Schokolade zu sich nehmen sollte. Meistens einigten sie sich darauf, dass mein Vater den Schokoladenkuchen bekam, der sich aber nach den ersten Bissen über die Entscheidung beschwerte, sodass Tann und er sich gegenseitig Kuchen in den Mund steckten, um anschließend die papiernen Teller weiß zu kratzen. Wie im *Kommunism* teilen wir alles, sagte mein Vater, nur dass es im *Kommunism* keinen Kuchen gab für Juden.

Die meiste Zeit unserer gemeinsamen Besuche verbrachte Tann aber auf dem Fensterbrett und blätterte den Sportteil der *Süddeutschen Zeitung* durch, die man meinem Vater jeden Tag brachte, obwohl er sie gar nicht las, und versuchte, Ottos psychotische Monologe zu überhören.

Tann konnte nicht verstehen, wieso wir ständig zu Otto gingen, wieso wir seine Krankenhauswäsche wuschen und desinfizierten, warum wir sofort aufsprangen und zu ihm fuhren, sobald er eine Notfall-SMS schickte. Er sagte, Timna, die Leute werden alt, aber ihr seid jung, es würde doch reichen, einmal in zwei Wochen ins Krankenhaus zu gehen, er hat ja hundert Chefärzte und zwanzig Schwestern. Ich sagte, Tann, das ist bei euch Christen anders, das weiß doch jeder (tatsächlich hatte mir mein Vater das gesagt, nämlich, dass die Christen nicht wüssten, was eine echte Familie sei, und ihre Großmütter für ein paar Scheiben Wurst verkauften oder noch schlimmer: ins Pflegeheim steckten). Ich sagte: In unserer Familie muss man sich kümmern, man muss sich Sorgen machen, man muss nervös werden, wenn man einen Tag nichts voneinander hört, man muss stets mit dem Schlimmsten rechnen. Und gerade als ich versuchte, ihm das zu erklären, klingelte mein Handy, und natürlich war Otto dran; und es war so, dass er nicht mehr einfach bloß das Klapphandy öffnete, um mich anzurufen. Er musste sich erst aufstützen und seinen Oberkörper mühevoll heben, dann mit der Hand nach dem Mobiltelefon tasten, weil er niemals das Krankenhaustelefon benutzt hätte, erstens, weil er keine Lust hatte, sich auf eine neue Tastatur einzustellen, zweitens, weil er noch genug Herr seiner Sinne war, um zu wissen, dass die Anrufe zwanzig Cent die Minute kosteten, dann erst klappte er es auf. Und sogar das Aufklappen war nicht mehr einfach für meinen Vater, nicht nur weil eine seiner beiden Hände meist an einem Infusionsschlauch baumelte, sondern auch weil Greisen einfach alles schwerfiel und die Dinge sich sträubten, ihnen aus den Händen glitten und auf dem Boden landeten.

Ich wusste, wie viel Mühe es meinen Vater kostete, mich anzurufen, ich hatte es hundertmal gesehen. Nach dem Aufklappen musste er sämtliche Kontakte einzeln durchgehen, weil er vergessen hatte, dass es eine grüne Taste gab, die die letzten Anrufe anzeigte, und er sowieso nur mich oder Babi anrief (Tann war es bislang gelungen, seine Nummer vor ihm geheim zu halten). Wenn mein Vater versehentlich meinen Adressbucheintrag übergangen hatte, musste er von vorne beginnen, denn er, der in den

80er-Jahren fabelhafte Programme auf BASIC erfand, hatte auch vergessen, dass es eine Zurück-Taste gab. Manchmal rief mein Vater den ADAC an, einfach weil er im Alphabet vor meiner Schwester kam; aber immerhin hatte er *beinahe* Babi angerufen. In seinem Handyspeicher sah ich, dass die an uns gerichteten SMS meines Vaters viele unterschiedliche Empfänger erreichten, den Anwalt, die Hausärztin, aber meist den ADAC.

Wenn ich bei ihm war und er telefonieren wollte, riss ich ihm meist das Gerät aus der Hand und drückte mit beiden Daumen darauf herum und hatte nach einem Sekundenbruchteil die richtige Nummer herausgesucht oder eine SMS getippt. Mein Vater sagte dann immer: Timna, ruhig! Man soll sich nicht so eilen, du hast noch so viel Zeit.

Jedenfalls nahm ich Ottos Anruf an, und Tann tat, was er immer tat, wenn er sich über mich ärgerte: Er drehte seine Augen ganz weit nach oben und sah aus wie ein Caravaggio, und dann, als wäre das noch nicht manieriert genug, schlug er sich mit der linken Hand auf die Stirn.

*

Otto bat mich, sofort ins Krankenhaus zu kommen, denn er fühlte sich einsam, wir seien schließlich alles, was er habe, und das, was er habe, wolle er jetzt sofort. Ich sagte, Otto, bitte, ich habe auch ein Leben, und ich war doch gerade bei dir, keine Stunde ist das her, dass ich mich verabschiedet habe, aber er sagte nur, Timna, und seine Stimme war ganz schwach, und ich wusste, dass er weinte, und ich wusste nicht, ob er wirklich so traurig war (denn die Männer seiner Generation konnten eigentlich gar nicht weinen), oder ob er mich nur erpressen wollte, aber das war eigentlich auch egal, jedenfalls küsste ich Tann auf die Wange, der mir Du dumme Kuh! hinterherrief, und eilte zur Trambahn und fuhr ins Krankenhaus. Und als ich ankam, richtete Otto sich ein bisschen auf und sagte sehr laut: Stellen Sie sich vor, diese Rotznase da ist Doktor der Philosophie, mein Kind ist ein Doktor!, und die Schwestern, die damit beschäftigt waren, Plastikschläuche anzuschließen oder mit dem Zeigefinger Infusionsgläschen anzuschnippen, drehten sich um und lächelten. Ist doch schön, sagten sie.

2

Die Deborah-Zahl

oder

Was kostet ein Ferngespräch Haifa–München?

Babi und ich besuchten die Station 14b, auf der unser Vater lag, über Monate hinweg jeden Tag, zusammen oder auch einzeln, und je besser es Otto ging, desto schlechter wurde seine Laune. Manchmal, wenn er dazu in der Lage war, beschwerte er sich sogar: Mir gefällt das überhaupt nicht! Schon vier Wochen wart ihr nicht hier! Und wenn wir daraufhin halb belustigt, halb verärgert riefen: Aber wir kommen doch jeden Tag!, antwortete mein Vater: Ich würde zu euch kommen zweimal am Tag! Wir sind eine Familie, was seid ihr für Töchter! Wir sahen uns an, und dann sahen wir ihn an, und dann nickten wir ernsthaft, schließlich war er gerade erst dem Tod von der Schippe gesprungen.

Nur einmal, an diesem Tag, an dem alles schiefgegangen war, an dem Tann wieder Dieses alte Aas! gerufen und mit den Augen gerollt hatte, an dem Tag, an dem mein Chef (die Doktorin der Philosophie arbeitete als schlecht bezahlte Elternzeitvertretung am Sonderforschungsbereich für spätscholastische Mystik) mir schon wieder mit dem Zeigefinger gedroht hatte, als ich mich viel zu früh aus dem Büro schlich, an einem Tag also, an dem Himmel und Erde wankten und ich ziemlich gereizt war, entgegnete ich: Otto, wie oft hast du denn die Omama in Haifa besucht, nachdem sie sich die Hüfte gebrochen hatte?

Mein Vater ignorierte meine Frage, denn die Antwort war natürlich: Nullmal hatte er die Omama in Haifa besucht, nachdem sie sich die Hüfte gebrochen hatte. Jetzt lag Omama schon viele, viele Jahre unter einer Steinplatte, auf der ihr Name und der Name unseres Otatas eingraviert worden waren.

Als ich noch ein Kind war und meine Eltern allmählich begannen, sich wegen eines Yorkshireterriers scheiden zu lassen (dazu später mehr), hatte mein Vater kurzerhand den Familienurlaub ausfallen lassen und nur mich mit nach Israel genommen und mit zum Grab von Omama.

Wir mussten auf dem Friedhof ein bisschen suchen, das heißt, eigentlich suchte mein Vater, denn ich konnte die seltsamen hebräischen Buchstaben damals noch nicht auseinanderhalten: Manche sahen mehr aus wie Nasen, andere eher wie Ohren; die meisten sahen aus wie irgendwelche Körperteile meines Vaters. Wir atmeten das eigenartige Gemisch aus Meer und Abgasen ein. Omamas Grabplatte war ganz schmucklos, es standen nur zwei Namen darauf: Chawa und Yitzhak. Es gab keine segnenden Hände oder Palmzweige, erstens, weil wir nicht aus der Priesterklasse stammten, zweitens, weil solche Gravierungen ja auch eine Geldfrage sind. Mein Vater hatte ein kleines Büchlein dabei und las etwas auf Hebräisch vor. Dann sagte er: Fertig, Timna, wir gehen zum Auto. Arme Omama! Armer Otata!

Wir stiegen in den kleinen Honda ein, den mein Vater am Flughafen gemietet hatte. In der Hitze stanken die darin verbauten Kunststoffteile noch mehr, und mein Vater verbrannte sich am Lenkrad die Handfläche. Scheiße, sagte er, spitzte seine purpurfarbenen Lippen und blies seinen Atem auf die verbrannte Haut. Dann setzte er seine Sonnenbrille auf, keine Ahnung, wo er eine echte *Ray-Ban* herhatte, das passte gar nicht zu ihm, aber dafür sehr gut zu seiner Art, den Arm um meine Lehne zu legen, den Rückwärtsgang einzulegen und den hinter uns parkenden Subaru beim Ausparken ein bisschen zu berühren. Hopp!, sagte er. Dann fragte er: Hast du schon mit deiner Mutter ge-ku-atscht? (Er fragte nicht, wie er in Deutschland gefragt hätte: Hast du dich schon angeschnallt, denn in Israel musste man sich früher nicht anschnallen.) Ich sagte, ja, habe ich, alles o. k., und das stimmte ja auch irgendwie, meine große Stiefschwester, die die Sommerferien nicht in ihrem Internat am Bodensee (für das ihr Vater uns einmal im Jahr einen dicken Scheck sandte) verbringen durfte, in das unsere Eltern sie gesteckt hatten, weil sie ein richtiges Früchtchen war (sagte meine Mutter), hatte abgehoben. Reisele hatte den Hörer gleich an meine Mutter weitergereicht, im Hintergrund bellten die Hunde, *Sheked* jetzt, Kruzifix!, hatte meine Mutter gerufen, aber die Hunde hatten natürlich weitergebellt. Reisele redet kein Wort mit uns, rief meine Mutter, den ganzen Tag schreibt sie ellenlange Briefe an die anderen Backfische aus dem Internat!

Ich hatte meiner Mutter an diesem Tag nicht viel zu erzählen gehabt, denn wenn ich mit meinem Vater unterwegs war, passierte nie etwas. Morgens wurde ich geweckt von dem fahrenden arabischen Obsthändler, der *avatiach, avatiach* rief, und nachts wurde ich mehrmals geweckt von den Alarmanlagen der parkenden Autos, die schrien und lärmten, obwohl im ganzen Lande niemand je ein wertvolles Auto besessen hatte. (Mein Vater sagte: Die Deutschen sind blöd und kaufen teure Naziautos, die Juden sind gescheit und kaufen Subaru und Mitsubishi und Toyota!) Meine Mutter hielt den Hörer am Ohr, obwohl sie gar nicht mit mir sprach, sondern die Hunde beschimpfte, Billy, du Einfaltspinsel, Joe, du bist so saublöd, jetzt gebt endlich Ruhe!, bis ich schließlich rief: Mama, hör auf! Weißt du, was das kostet, dich von hier aus anzurufen? Und tatsächlich hatte ich Glück, weil mein Vater gerade unterwegs war zu dem kleinen Laden unter der Wohnung, um Pitabrot und Hüttenkäse und kleine Gurken zu holen, und deshalb die Telefonnutzung nicht überwachen konnte. Meine Mutter lachte und sagte, Timnale, ist der Alte wieder recht sparsam? Ach, der Geizkragen! Und dann rief sie: Furchtbar! Sechzehn Grad, was für ein Scheißsommer! Ganz nass sind wir gestern alle beim Gassigehen geworden. Wart ihr am Meer? Der Alte soll dich zum Meer fahren, du sollst auch andere Jugendliche kennenlernen! Ach, dieses Haifa ist einfach nichts, wenn ich mit dir gefahren wäre, wären wir jetzt in Tel Aviv bei Eli oder Chanale, das würde dir gefallen! Die Chanale kenne ich noch von meiner ersten Reise, sagte meine Mutter, sie hat eine Dachterrasse, auf der sich die Orangen stapeln, die guten Jaffa-Orangen, die besten Orangen überhaupt, die habe ich bergeweise gefressen; und Chanas Tür stand immer offen, schade, dass sie jetzt tot ist … Mama, ist ja gut, antwortete ich, wir gehen jetzt gleich zum Friedhof. Zum Friedhof!, rief meine Mutter. Fällt dem Alten nichts Schöneres ein, was man mit einer Dreizehnjährigen machen könnte?

Aber all das erzählte ich meinem Vater natürlich nicht, ich sagte bloß: Ja, ich habe kurz angerufen, und mein Vater sagte: Gut, das muss sein, sie ist deine Mutter.

*

An Haifa, an Omama und ihr Grab und an das Telefonat mit meiner Mutter musste ich denken, als ich meinen Vater jetzt, zwanzig Jahre später, in seinem Krankenzimmer zum Verstummen brachte. Und dabei blieb es: Mein Vater verschränkte die Arme und schwieg. Vielleicht hatte er meine Frage auch gar nicht ignoriert, sondern einfach nicht gehört, vielleicht hatte er sie auch nicht kapiert, denn seit er im Krankenhaus war, konnte man sich gar nicht mehr vorstellen, wie genial er einmal gewesen war, als er den Studenten in seinem zerknitterten Sakko komplizierte Formeln, die einfach alles zwischen Himmel und Erde erklären konnten, beibrachte. Mein Vater hatte nämlich in Israel einen Lehrer gehabt, der die Deborah-Zahl erfunden hatte und diese Deborah-Zahl war so etwas wie das *panta rhei* jüdischer Physiker. Mein Vater wollte beweisen, dass alles zerfließt, vielleicht nicht vor unseren Augen, aber vor den Augen Gottes. Die Prophetin Deborah, so steht es in ihrem Lied, schreibt, wie vor Gott sogar die Berge zerfließen, und mein Vater berechnete dazu komplizierte Formeln, die er mit Kreide an die Tafel schrieb.

Weil Otto schwieg und keine Anstalten machte, auf

mein Omama-Argument einzugehen, ging ich in die Teeküche, füllte ihm einen sehr schwachen, überzuckerten Kaffee in eine Schnabeltasse, gab ihm zu trinken, er spitzte die Lippen und glotzte mich mit seinen riesigen schwarzen Augen an, und ich verließ das Krankenhaus, um am nächsten Tag wiederzukommen.

Jeden Tag kam ich in das Krankenhaus, von Juli bis März, bis mein Vater nach einigen Monaten wieder nach Hause entlassen wurde. In dieser Zeit bekam Otto ständig neue Diagnosen, und alle stimmten irgendwie, und gleichzeitig waren alle falsch. Das Einzige, worauf die Ärzte sich einigen konnten, war das, was oben rechts auf seiner Krankenakte stand: *Geboren am 20.03.1938 in Kronstadt*. Kronstadt, Russland?, fragten die Ärzte. Kronstadt, Siebenbürgen!, rief mein Vater. Und wenn er das sagte, wirkte er kräftig und stolz, wenigstens ein paar Sekunden lang.

Otto, Ingenieur, gebürtig in Rumänien, Herr über ein Reihenhaus und zwei unglückliche Töchter, war schon eine Heimsuchung, bevor er ins Krankenhaus kam. Als er entlassen wurde, geschah, was niemand für möglich gehalten hatte: Es wurde noch viel schlimmer.

3

Husar

Tann war mir schon Wochen, bevor wir über den Gäuboden und übrigens auch das allererste Mal überhaupt gesprochen hatten, aufgefallen. Er kam jeden Samstag in die Innere Medizin, und das wusste ich, weil wir beide oft genug, den Gepflogenheiten der Station entsprechend, gleichzeitig vor dem Stationszimmer darauf warteten, dass eine der Schwestern uns erlaubte, die Kranken zu besuchen. In Wahrheit diente diese Regel nur dazu, es den Angehörigen und auch den Patienten noch ein bisschen schwerer zu machen und ihr allgemeines Gefühl der Ohnmacht gegenüber Krankheit und Tod, Krankenhaus und Geräten zu verstärken. Das behauptete zumindest Eva, die regen Anteil an der Sache mit meinem Vater nahm, was bemerkenswert war, denn ansonsten tat das so gut wie niemand aus seinem früheren Leben (alle zerstritten oder tot). Eva war die Frau, die mein Vater im Frühjahr 1978 fast geheiratet hätte, bevor er meine Mutter kennenlernte, aber weil Eva eine echte Berlinerin war, hatte sie sich geweigert, mit ihm nach München zu gehen. Seit Otto im Krankenhaus lag, telefonierten wir jedenfalls mindestens einmal in der Woche. Mit Otto selbst wollte sie nie sprechen.

Tann lehnte sich während des Wartens stets an die Wand und las in einem Taschenbuch; ich befürchtete immer, die

Schwestern zu versäumen, und blieb deswegen beschäftigungslos vor dem Zimmer stehen, nur meine Augen bewegten sich nach links und nach rechts.

Tann war sehr höflich, fast förmlich, viel höflicher als ich. Er war auch sehr viel sorgsamer gekleidet als irgendjemand aus meiner Familie, er trug einen streng geschnittenen Wollmantel und sehr saubere schwarze Schuhe, eine Art kurzer Stiefel, die seinem Aussehen einen rührenden Ausdruck von altmodischer, militärischer Eleganz verliehen; er sah beinahe aus wie ein Kavallerist oder wie ein Husar. Sein schwarzes Haar glänzte, und dass er nicht viel geschlafen hatte, konnte ich nur daran erkennen, dass er nicht rasiert war. Tann benutzte immer viel Parfüm, er roch nach Vetiver und nach Weihrauch, er war in der Hinsicht ein bisschen verschwendungssüchtig. Sein Duft war schwer und altmodisch (so stellte ich mir die *untergegangene Welt* vor) und die Luft um ihn roch viel älter, als Tann wirklich war. (Das erinnerte mich ein bisschen an meine Mutter, die, wie fast alle Alkoholikerinnen, nach *Shalimar,* Spirituosen und Zigarettenrauch gerochen hatte.) Tann stand im Flur, und neben ihm roch ich das Desinfektionsmittel ein bisschen weniger.

Irgendwann kamen dann immer die Schwestern, schwatzend, fluchend, sich die Handschuhe von den Fingern streifend. Tann ließ sein Buch sinken und grüßte sie, sagte: Ich möchte bitte zu Frau S., ich bin der Neffe, und dann sagte er, ich danke Ihnen, auf Wiedersehen. Ich sagte: Hallo, ich will zu meinem Vater, und ich stellte mich nicht mehr vor, weil mich auf der Station sowieso alle kannten, weil ich ja dauernd kam und trotzdem immer warten musste.

Meistens begegnete ich Tann an diesen Samstagen mehrfach: Wir trafen uns im Aufenthaltsraum, wo Tann oft mehrere Gläser Wasser aus dem Sprudelgerät in großer Eile trank; wir trafen uns auch bei der hölzernen Sitzecke, wo Tann und seine Tante, eine kleine, steife Dame, sich nach einem kurzen Spaziergang über die Krankenhausflure ausruhten. Bei unserer zweiten oder dritten Begegnung an diesen Tagen lächelten wir einander normalerweise zu; nicht so blöde verschwörerisch, wie das manchmal Leute tun, wenn sie einander in einer ähnlichen Situation, in Stellung gegen einen gemeinsamen Feind, wähnen. Wir lächelten einfach nur höflich, ein bisschen schüchtern vielleicht, und als wir uns nach fünf oder sechs Samstagen im Lastenaufzug trafen, uns zunickten und warteten, dass die Türen sich schlossen, sah ich zuerst auf Tanns Stiefel und dann auf sein konzentriertes Gesicht, denn natürlich las er wieder irgendwas, und dann fragte ich ihn, wie es seiner Tante gehe, und er sah mich verwundert an und fragte, welche Tante. Ich sagte, du bist doch jeden Samstag deine Tante besuchen, und er sagte: Ach, das meinst du, nein, sie ist nicht meine Tante, das habe ich nur behauptet, damit sie mich hier reinlassen, das ist eine alte Genossin.

Ach so, sagte ich. Ich gehe auch einen alten Genossen besuchen. Ich war froh, dass Tann mich zurückduzte.

Wir stiegen aus dem Aufzug und desinfizierten uns die Hände, und als wir auf die Schwestern warteten, erzählte mir Tann, dass er aus einem Ort namens R. käme, und als ich den Ort nicht kannte, zählte er andere Orte der Umgebung auf, die ich auch nicht kannte, und dann sagte er das mit Gäuboden, und ich verstand ihn ganz falsch.

Von da an saßen wir oft zusammen auf der hölzernen Sitzecke im Erdgeschoss und tranken Kaffee aus dem Automaten, und ich erzählte ihm alles. Das heißt, ich erzählte ihm natürlich nicht alles, aber ich begann, ihm das mit meinem Vater zu erzählen.

4

Mein Vater küsst die Erde

Timna, schrie mein Vater ins Telefon, diese Schweinehunde lassen mich endlich raus! Komm, und hol mich ab! Danke! Ciao!

Es war noch dunkel, Otto hatte mich geweckt. Ich sah auf die Uhr, es war sieben, ich zog mir etwas an, warf beim Hinausgehen die Garderobe um, fluchte und lief zur Trambahn.

Sechs Monate war mein Vater im Krankenhaus gewesen, und diesen Aufenthalt hatte er nur einen Tag lang unterbrochen. Nach drei Monaten, es war Oktober, der erste Schnee lag schon, die Patienten fanden die ersten Schokoladennikoläuse auf ihren Klapptischen, hatte er eines Morgens beschlossen, dass es nun genug sei. Er hatte die Infusionsschläuche mit seinen trockenen Händen gelöst, war in seine wollene Hose geschlüpft und mit dem Lastenaufzug nach unten gefahren. Unsicheren Schrittes war er zur U-Bahn-Station gegangen, um das Geld für ein Taxi zu sparen, aber seine Hose war so weit geworden, dass er nicht wie üblich mit hinter dem Rücken verschränkten Händen ging, sondern mit beiden Händen den Hosensaum hielt. Als er versuchte, sich einen Fahrschein am Automaten zu kaufen, gelang ihm das nicht, weil er weiterhin die Hose mit einer Hand festhielt.

Eine Frau hatte ihn beobachtet und seine großen, traurigen Augen riefen in ihr Mitleid hervor. Otto sah nicht aus wie ein Obdachloser, obwohl er lange nicht mehr beim Friseur gewesen war, denn die Schwestern rasierten ihre Privatpatienten sorgfältig, und auch seine Schuhe waren geputzt. Otto war auch im hohen Alter ein schöner Mann; vor allem nachdem er auf der Geriatrie drei Monate lang nur Astronautennahrung und unkoscheren Wackelpudding bekommen hatte, war er in so guter Form wie seit seiner Ausreise aus Rumänien 1962 nicht mehr. Die Frau hatte kurz gezögert, dann öffnete sie ihren Gürtel, zog ihn aus den Schlaufen ihrer Jeans und überreichte ihn meinem Vater. Sie half ihm auch, den Gürtel in seine Hose zu fädeln, dann brachte sie ihn die Rolltreppe herunter, und mein Vater erreichte schließlich mit einem strassbesetzten blauen Gürtel in den Schlaufen seiner Hose Trudering.

Otto liebte es, uns diese Geschichte zu erzählen: Was für eine Frau! Was für ein Mensch!, sagte er, und er betonte gerne den augenfälligen Kontrast zwischen der gürtelschenkenden Mensch-Frau und seinen undankbaren Rabentöchtern, so etwa, als er mich an dem Tag, an dem er aus dem Krankenhaus geflüchtet war, anrief und ich mich erschreckt hatte, als ich seine Festnetznummer auf meinem Display sah (ich vermutete Einbrecher, Polizisten oder Hausbesetzer). Otto, was machst du zu Hause, hatte ich gefragt, und mein Vater hatte geantwortet: Die Arschlöcher können mich mal! Ich bin wieder gesund! Eine Mensch-Frau hat geholfen mir! Und dann hatte ich ihn erst angefleht, wieder in das Krankenhaus zurückzukehren, und schließlich hatte ich in der Klinik angerufen und dort das Personal verständigt.

Erst nachdem der Chefarzt mit ihm telefoniert und ihn eindringlich gebeten hatte, wieder ins Krankenhaus zu kommen, seine schwelenden Infekte auszukurieren und seine durch die zahllosen Anästhesien ausgelöste Vergesslichkeit zu therapieren, sah Otto ein, dass er wieder auf Station 14b würde zurückkehren müssen.

*

Als ich an dem Tag, an dem mein Vater aus dem Krankenhaus entlassen wurde, auf die Station kam, sah ich ihn schon von Weitem auf der Klappbank im Flur sitzen. Er trug seine dunkelblaue wattierte Jacke von Lidl und seine wildlederne Schiebermütze. Als er mich erkannte, winkte er und rief: Timna, meine Tochter, da bist du ja endlich.

Mein Vater liebte diese Jacke und hätte sie nie weggeworfen, obwohl an manchen Stellen schon weißliche Watte aus ihr quoll. Otto war das Gegenteil dieser Manufactum-Nostalgiker, die sich ständig darüber beschwerten, dass früher alles so hochwertig und edel und handgemacht gewesen sei; er hielt es für den größten Fortschritt und sogar für ein kleines Wunder, dass mittlerweile einfach alles aus China kam und fast nichts kostete. Diese Jacke, sagte er immer wieder stolz, hat nur zwanzig Euro gekostet, und kein Mensch hat je gelegt Hand an sie, nur Maschinen. Sie ist nicht schön, na und? Sie hält mich seit fünf Wintern warm!

Mein Vater stand mühsam auf, verfluchte ein letztes Mal das Arschloch von Chefarzt und gab mir einen Kuss auf die Stirn, dessen Geruch mir unangenehm war. Ich nahm seinen Rucksack, den er die ganze Zeit auf dem Schoß gehalten hatte, er protestierte, und ich lachte und sagte, komm, so ist's ein bisschen leichter, nimm du einfach dein Tascherl. (Mein Vater trug immer ein kleines, kunstledernes Handtäschchen, in dem er allerlei wichtige Dokumente verstaute. Darin befanden sich sein Personalausweis, sein Führerschein, zweifache Kopien unserer Ausweise, Kopien sämtlicher Geburtsurkunden und seiner Abschlusszeugnisse. All das war natürlich eine Vorsichtsmaßnahme, falls wir deportiert werden sollten. Das gab er aber nicht zu, Deutschland war für ihn nur heimlich das Land der Mörder; denn zugleich war es das Land, in dem, wie er sagte, so schnell keine Juden mehr ermordet werden sollten. Einmal reicht, Timna!)

Wir gingen über die Krankenhausflure, mein Vater verschränkte die Hände auf dem Rücken, und sein Täschchen bewegte sich auf und ab. Ich dachte: Er ist und bleibt ein Ingenieur, er geht nach vorne gebeugt, aber seine Hände ziehen ihn zurück; er weiß, wo sein Schwerpunkt ist. Zwischendurch ruhte er sich ein paarmal kurz aus, dann rief ich ein Taxi, und mein Vater ärgerte sich die ganze Fahrt darüber, dass die degenerierten Hunde vom Krankenhaus sich weigerten, die Taxirechnung zu übernehmen. Seiner Logik zufolge hatten *sie* ihn ja dort haben wollen, er wäre freiwillig schließlich nie ins Krankenhaus gegangen. Komm, sagte ich, ohne Krankenhaus wärst du jetzt überm Jordan. Außerdem war der Krankentransport hin gratis, und Babi und ich durften sogar mitfahren und ein bisschen mit den Sanitätern flirten, nachdem diese sich zehn Minuten lang über Ottos Scheißreihenhaus und die enge Wendeltreppe beschwert hatten.

Ich küsse die Erde!, rief mein Vater, als das Taxi vor seinem Truderinger Reihenhaus hielt. Dann klärte ich ihn darüber auf, dass jetzt bald eine Frau bei ihm wohnen würde: Valli.

5

Das Siebenbürger Altherrenbataillon

Als ich ein Kind war, acht oder neun Jahre vielleicht, fing mein Vater an, mit mir über das Alter zu sprechen. (Später, wenn ich einmal nicht mehr da bin, Timna!)

Am liebsten sprach er darüber, wenn wir unter uns waren. Er nahm mich manchmal mit, wenn er zur Bank musste oder in sein Labor in der Uni. Auf dem Weg hielt er meine Kinderhand, und ich musste auf Zehenspitzen gehen und er nach rechts gebeugt, und wir redeten über dies und das, wahrscheinlich über karierte Schulhefte oder über Dinosaurier oder den Zauber von Kunststoffverbindungen, denn das war seine große Leidenschaft, und dann blieb er irgendwann stehen und sah mich an und lenkte das Gespräch auf das Alter. Er sagte: Timna, wenn du groß bist, bin ich ein alter Mann, und wenn Gott will, werden meine Tage zahlreich, aber vielleicht kriege ich ein Alzheimer, und vielleicht werde ich ein alter Kacker, aber du musst mir versprechen, dass ihr mich nicht ins Heim steckt. Holt mir einen Mann, einen kleinen Filipino, der geht mit mir spazieren und wäscht mich. (So einen hatten wir bei Omama gesehen, in Israel hatte nämlich jeder, der es sich leisten konnte, einen philippinischen Pfleger, und in jedem Park sah man die zu seltsamen elliptischen Formationen zusammengeschobenen Rollstühle, in denen vogelartige, vor sich hin starrende alte Juden in Wollpullovern saßen, und dahinter auf den Bänken die philippinischen Pfleger, schwatzend und essend, die Beine lässig überschlagen, die Flipflops rutschten ihnen beinahe von ihren schönen braunen Füßen.) Aber Timnale, ihr müsst mir versprechen, dass ihr mich nicht ins Heim steckt! Steckt mich nicht ins Heim!

Ich wusste damals nicht, was ein Heim war, also fragte ich meine Mutter, und meine Mutter sagte, das ist ein Ort mit lauter alten Nazis ohne Zähne, und so klang die Forderung meines Vaters für mich ganz richtig, und ich leistete ihm diesen Schwur. Mein Vater strich mir über den Kopf, mehrfach strich er mir von der Stirn bis zur Stelle, wo mein Haargummi seine Bewegung unterbrach, und sagte: Timna, auf dich kann ich mich verlassen.

Mein Vater hatte mich regelmäßig an mein Versprechen erinnert, mit neun, mit zwölf, mit sechzehn und danach alle paar Monate. Als er aus dem Krankenhaus kam, wusste ich also, dass Otto nicht zu lauter alten Nazis kommen wollte, sondern zurück nach Hause. Aber wo sollte ich einen Filipino herbekommen?

Ich rief Eva an und erzählte ihr von meinem Problem. Euer Vater ist wirklich so zäh, sagte sie, das ist unglaublich! Wie kann man so zäh sein und so wehleidig? Ich werde mich jedenfalls nicht um ihn kümmern. Und ihr beide, Timna, solltet es auch nicht tun. Vielleicht habt ihr ja Glück, und er liegt morgen früh glücklich entschlafen in seinem Bett, sagte sie, und dann legte sie auf. Manchmal war Eva keine große Hilfe.

Auch Babi war keine große Hilfe: Keine Ahnung, Timna, sagte sie. Aber uns wird schon was einfallen, dafür hat Otto uns schließlich gezeugt!

Ich beschloss also, die Sache selbst in die Hand zu nehmen und jemanden für Otto zu suchen; jemanden, der ihn pflegen und vor dem Heim bewahren sollte.

In seinem kleinen kunstledernen Adressheft (ein Werbegeschenk von der Volksbank) fand ich die Namen seiner siebenbürger-sächsischen Freunde, die ich einen nach dem anderen anrief; das waren Menschen, mit denen er in Rumänien aufgewachsen war, Schulfreunde, mit denen er Kontakt gehalten hatte, Kommilitonen aus dem Maschinenbaudiplomstudiengang (1957–1961) und ein, zwei Männer, die mit ihm in der Rumänischen Volksarmee gedient hatten. Sie alle lebten mittlerweile jenseits der alten Heimat, in Deutschland oder in Österreich. Mein Vater liebte die Siebenbürger Sachsen, sie erinnerten ihn an Omama und die schneebedeckten Karpaten und an die Zeit, in der man noch kurze Lederhosen in der Schule trug, sie verstanden jedes seiner Worte, und sie wunderten sich nie über sein umständliches Deutsch, weil sie ja genauso sprachen. Mein Vater sagte zwar, es gebe jede Menge Nazis unter den Siebenbürger Sachsen, zum Beispiel den Manfred (mit dem er wiederum früher Ski fahren gegangen war, bevor er ein Nazi wurde), aber die meisten waren, wie er sagte, frei von jedem *Antisemitism.*

Einen nach dem anderen rief ich an, und die alten Männer sagten: Wir werden euch gerne behilflich sein, sorge dich nicht! Binnen zwei Stunden formierte sich ein Bataillon aus duftenden alten Herren mit pomadisierten welligen Haaren, das wie im Wahn Wählscheiben drehte und auf Faxgeräten herumdrückte, das in Telefonhörer sprach, altmodische Vornamen und endlos lange Telefonnummern aufschrieb und sich erst wieder zu einem Gläschen Bier niedersetzte, als es erfolgreich gewesen war: Nach zwei Tagen hatte ich vier Namen, die ich nicht aussprechen konnte, und vier Telefonnummern mit langen, unseriös klingenden Ländervorwahlen auf meiner Liste. Wir freuen uns sehr auf das herzliche Beisammensein mit einer Dame aus dem heimatlichen Rahmen, schrieb mir Ottos sächsischer Freund Heinz-Dieter als SMS. Dabei kannte niemand die ungarische Frau, die man schließlich zu uns schickte. Uns war es eigentlich ganz gleich gewesen, woher die Pflegerin unseres Vaters stammte, aber die Polinnen kosteten damals schon mindestens das Doppelte der Ungarinnen, und Ukrainerinnen lehnte mein Vater vehement ab, nach allem, was diese Judenschlächter, Bestien und Hyänen, wie Otto sie nannte, den Seinen im Krieg angetan hatten. (In der Wahrnehmung meines Vaters waren die Ukrainer ein komplettes *Antisemitism*-Volk, das nur darauf wartete, sich an alten Ostjuden zu vergehen.)

So kam Valli zu uns.

Das Erste, was sie auf Ungarisch zu meinem Vater sagte, gleich nachdem wir ihr die Tür geöffnet hatten, war, dass sie fünfzig Euro brauche, um ihren Fahrer zu bezahlen. Dabei starrte sie auf unsere Füße. Auf Ottos knochige, alte Füße, die in gefälschten *Crocs* steckten und an denen ein Fußnagel fehlte, den er bei einem Sturz eingebüßt hatte;

auf Babis Socken mit Hotdogmuster und auf meine nicht mehr ganz frisch pedikürten sehr weißen Füße.

Wir trugen übrigens erst seit kurzer Zeit Socken im Haus: Mein Vater hatte uns unsere ganze Kindheit über verboten, in Socken durch die Wohnung zu laufen, und als wir erwachsen waren, hatte er uns befohlen, Hausschuhe anzuziehen oder barfuß zu gehen. Er sagte, Strümpfe trägt man bei uns Juden nur, wenn die Eltern gestorben sind und man trauert. Wenn wir uns beschwerten, sagte er: Sobald ich tot bin, könnt ihr ein ganzes Jahr in Socken herumlaufen, ihr dummen Gänse! Bei uns trauert man nämlich ein ganzes Jahr um seine Eltern, weil sie das Allerwichtigste auf der ganzen Welt sind!

Viele Jahre hatten wir uns an diese seltsame Regel gehalten und sie nur gebrochen, wenn die ordentlichen, braven Eltern unserer Schulfreunde uns aufforderten, unsere Schuhe beim Betreten der sauberen Dreizimmerwohnungen auszuziehen, und dabei vergingen wir vor schlechtem Gewissen (aber das war immer noch besser, als ihnen zu erklären, woher die seltsame Regel stammte); sogar in unseren eigenen Wohnungen liefen wir nie in Socken herum, aber irgendwann wurde unser Vater nachlässig oder vergesslich und wir eben auch.

Valli trug in ihren Turnschuhen sehr bunte, weiche Socken aus reinem Polyester und hatte ein großes, merkwürdiges Gesicht: Augen, Augenbrauen und Mund waren ein wenig nach innen gerutscht und nahe an die Nase herangerückt, so blieb eine flächige, hohe Stirn, die Valli das Aussehen einer mittelalterlichen Madonna verlieh, nur noch trauriger.

Als ich sie das erste Mal sah, fand ich sie ganz apart mit ihrem kurzen krausblondierten Haar und ihren postsowjetisch abrasierten Augenbrauen. (Statt Augenbrauen hatte Valli nur zwei Striche. So lief hier niemand herum, nicht mal in Trudering. Bei mir in der Innenstadt hatten die Frauen wunderschöne, im letzten Drittel leicht ansteigende Augenbrauen, mahagonibraun wie ihr Haar; in dem nicht ganz tadellosen Viertel, in dem Babi lebte, hatten die Bewohnerinnen zumindest anständig nachgezogene oder tätowierte Brauen.)

Von den Siebenbürgern wussten wir, dass Valli, bevor sie zu uns kam, in einer Fabrik gearbeitet hatte, die Hundefutter herstellte. Später erzählte sie auch Otto davon: Sie musste sich eine Haube aufsetzen und einen Kittel anziehen, so wie wir auf der Isolierstation im Klinikum, und dann stand sie zehn Stunden in einer auf null Grad gekühlten Fabrik und bewegte Konservendosen, in die man sterilisierten Fleischbrei aus gekochten Schlachtresten, Köpfen und Fellen, Klauen und Federn, eingeschläferten Hunden und Katzen aus Tierarztpraxen und Kadavern aus Wildunfällen im Straßenverkehr gefüllt hatte. Aus irgendeinem Grund dachte Valli, die Arbeit bei uns wäre leichter.

*

Die ersten paar Male, als wir zu Besuch kamen, wagte sie kaum, sich beim Essen zu uns an den Tisch zu setzen. Valli saß, außer in den wenigen Momenten, die sie in der Küche oder im Bad verbrachte, nur auf dem Boden, weil ihr der Rücken so schmerzte von den Jahren der Plackerei, und überhaupt schien ihr der Boden wie der ihr zugewiesene Platz in unserer Familie vorzukommen. Du bist arm, sagte Otto zu ihr auf Deutsch, warum kommst du nicht da sitzen, wo alle sitzen? Valli bewegte sich nicht vom Fleck. Mein Vater sagte ihr das Gleiche noch einmal auf Ungarisch, aber Valli blieb auf dem Boden hocken.

Ich fühlte mich schlecht wegen Valli. Tatsächlich, euch fehlt nur noch eine Nilpferdpeitsche, sagte Eva. Wollt ihr ihr nicht wenigstens ein bisschen mehr bezahlen? Sie muss schließlich den lieben langen Tag mit eurem Vater verbringen, und der war schon vor vierzig Jahren eine Katastrophe!

Timna, was willst du, sagte mein Vater. Valli verdient hier viermal so viel wie zu Hause, es ist warm, und sie kann essen, was sie will. (Nur einmal sagte er, nachdem ich drei Stunden lang Korrespondenzen für ihn geführt, Arzttermine vereinbart und den Drucker repariert hatte: Ich gebe der Ungarin so wenig, mehr habe ich nicht, was soll ein alter Mann tun, den seine Familie verlassen hat?) Valli kostete meinen Vater nur achthundert Euro im Monat, was mit Blick auf das, was sie ertragen musste, also Otto, eine echte *Metzije* war; das ist ein Schnäppchen. (Meine Mutter hatte diesen Begriff sehr gerne benutzt, wenn sie besonders kostspielige Einkäufe rechtfertigen wollte, das Penthouse, das meine Eltern 1993 gekauft hatten, war so eine *Metzije* und der Bobtail von einem unseriösen Züchter, den wir in den ersten Wochen einer komplizierten Operation unterziehen mussten, trotz allem auch.)

Ich versuchte, mir einzureden, dass osteuropäische Frauen stärker seien, durch den Sozialismus und das Traktorfahren gehärtet; ich sagte mir, dass sie ihre Familien weniger vermissten, dass ihnen die Fremde nichts ausmachte. Ich brachte Valli kleine sinnlose Geschenke mit, die ich selbst von irgendwem geschenkt bekommen hatte. Sie freute sich nicht, aber sie bedankte sich ernst und trug die Sachen in ihr Zimmer. *Köszönöm,* sagte sie, und das war das einzige ungarische Wort, das ich verstand: Danke.

Wir Schwestern ließen uns ungern von Valli die Türe öffnen, aber sie kam uns immer zuvor; sie riss die Türe auf, während wir noch versuchten, mit unserem Schlüssel aufzusperren. Mit der Zeit gewöhnten wir uns an das leichte Unbehagen, das sich im Haus ausbreitete, wenn sie da war. Wir drückten uns nicht mehr wie ein Rudel junger Hunde durch die Haustüre, sobald sie einen Spalt geöffnet wurde. Wir warteten artig, bis Valli uns hereinbat. Wir riefen im Chor Hallo!, wir lobten kurz ihre Haare oder ihre Weste, wir sagten, Valli, schön!, und deuteten auf ihren Pony. Sie zeigte auch auf ihre Haare und fragte, schön?, und schloss die Tür hinter uns und sperrte wieder ab.

Valli ist die unfreundlichste neue Mutter der Welt, sagte Babi. Valli hütet euer Truderinger Gut, sagten die Siebenbürger Freunde meines Vaters. Valli, die mag ich gut, ist auch etwas sexy, aber ein bisschen dick, sagte mein Vater, und sehr kostspielig.

Babi und ich wunderten uns bald nicht mehr über die Aschenbecher und die kleinen karierten Hausschuhe im Flur. Wir simulierten Sonntagsbesuche, so wie wir sie uns bei den anderen Familien vorstellten; wir brachten Blumen von der Tankstelle mit, wir bewunderten die von

Valli gewaschenen Gardinen und gaben uns Mühe, keinen Schmutz zu machen; wir setzten uns irgendwann ihr gegenüber an den Tisch, und nach ein paar Wochen aßen wir Vallis Kartoffeln sogar mit Messer und Gabel. Mir kam Valli natürlich wie ein Gottesgeschenk vor. Valli wurde Teil unseres Alltags, und langsam fügte sie sich in das Reihenhaus so gut ein, als hätte sie es mit ausgesucht. Valli kaufte für meinen Vater Weintrauben und Sojamilch, und gelegentlich zog sie den Staubsauger, den mein Vater Staubklopfer nannte, langsam über die alten Teppiche im Reihenhaus, wofür mein Vater sie in den schönsten deutschen Worten, die er kannte, lobte.

6

Autonomie
oder
Eine Familie von Negativisten

Otto besaß einen koreanischen Kleinwagen, der während seines Krankenhausaufenthaltes in der Garage gestanden hatte und den wir nicht fuhren: Babi, weil sie keinen Führerschein hatte, ich, weil ich mich nicht traute, und Valli, weil sie das Haus grundsätzlich nur verließ, um die zweihundert Meter bis zu Netto zu gehen und ungarische Salami zu kaufen, über die sie sich schon auf dem Rückweg hermachte. (Dafür kann sie nichts, Timna, sagte Otto, das ist ihre Herkunft!)

Schon als wir ihn kurz nach seiner Entlassung aus dem Krankenhaus besuchen kamen, war meiner Schwester und mir der schräg in der Feuerwehreinfahrt geparkte Wagen aufgefallen, und es war sonnenklar, dass Otto ihn gefahren haben musste; unser Vater, der vor drei Wochen noch in einem Rollstuhl gesessen hatte, der seit einer gescheiterten Operation den Kopf nicht drehen konnte – unser Vater, der sich nicht mehr ganz sicher war, in welchem Jahr er geboren wurde.

Wir klingelten, die Türe öffnete sich sehr langsam, und mein Vater wurde sichtbar. Meine Schwester lief wortlos an ihm vorbei in die Küche, um etwas Essbares zu suchen. Auch ich sparte mir die Begrüßung und stellte ihn gleich zur Rede: Otto!, sagte ich drohend, während ich im Flur stehend auf das Auto zeigte. Na und!, rief mein Vater, womit er umstandslos zugab, dass er wieder Auto fuhr, er streckte stolz den Rücken durch (so gut das eben ging) und machte ein Doppelkinn. Timna, sagte er und wollte sich offenbar auch noch loben lassen, ich fahre nur tagsüber und nie bei Glatteis!

Wir haben Mai, sagte ich kopfschüttelnd und lief ins Wohnzimmer, wo ich Valli fand. Ich zog mein Handy aus der Tasche, öffnete den *Google Translator* und tippte ein: *Nicht Auto fahren! Niemals einsteigen! Sofort anrufen, wenn er es versucht!* Timna, lass die Valli in Ruhe, rief mein Vater aus dem Flur, sag mir lieber, wie soll ich kommen zu Rossmann ohne Auto, wenn es gibt solche puderfreie Latexhandschuhe im Sonderangebot! Dann rief er, dass er Mittwoch zum Urologen müsse und schließlich am Donnerstag ganz kurz zum türkischen Imbiss, wo es, sagte Otto, feine Falafel mit Mayonnaise gebe. Das Handy las meine Appelle an Valli auf Ungarisch vor, und sie nickte. Valli war wohl bewusst, dass die Autofahrten mit meinem Vater ihr Leben bedrohten, aber es schien, als hätte sie geschwiegen, weil sie sich meinem Vater trotz seines Wahnsinns verbundener fühlte als uns Schwestern.

Ich ging zu Babi in die Küche und schloss die Türe hinter uns. Babi, sagte ich, wie kann es sein, dass ein Mann, der offensichtlich verwirrt ist und dessen Kopf seit seiner letzten Operation schräg am Rumpf haftet, sein Leben, das Leben seiner Pflegerin und das Leben aller anderen gefährdet? (Ich übertrieb kein bisschen, denn: Wir waren eine Familie von *Negativisten*, wie mein Vater sagte. Wenn ich in ein Flugzeug stieg, schaltete mein Vater viertelstündlich zum Videotext, um zu überprüfen, ob ich schon abgestürzt war. Kurze und kürzeste Verspätungen konnten wir uns nur damit erklären, dass jemand überfahren oder ausgeraubt worden war. Wenn wir einen Krankenwagen hörten, scharrten wir nervös mit den Füßen, denn sicherlich brannte gerade unser Wohnhaus; wenn der Sanka in die entgegengesetzte Richtung fuhr, dann hatte er sich eben verfahren; kein Grund, ruhig zu bleiben.)

Babi war nicht so eine Type, die sich macht immer Sorgen, würde mein Vater sagen. Babi sah mich also an, lachte und sagte: Unmöglich ist der Papa, wie immer, aber sind wir die Polizei? Können wir ihm irgendwas verbieten? Dann sagte sie: Egal, gehen wir essen.

*

Wir saßen am Esstisch, und mein Vater versuchte weiter, uns von seinem außergewöhnlichen Talent zum Autofahren zu überzeugen. Mein Vater sprach von seiner erstaunlichen Reaktionsfähigkeit, die er *Reagierabilität* nannte, Valli drückte währenddessen eine halbe Tube Remoulade auf seinem Teller aus, und Babi aß ihr drittes Erdnussbutterbrot.

Ich wusste, dass es sinnlos war, gegen die Reagierabilität meines Vaters zu argumentieren. Ich holte also mein Handy aus der Hosentasche und schrieb seiner Hausärztin eine besorgte SMS, in der Hoffnung, sie könne ihn zur Vernunft bringen. Die Ärztin ist geschnitzt aus einem anderen Holz als ihr dummen Gänse, würde mein Vater sagen, und tatsächlich antwortete sie sofort: *Frau B.! Lassen Sie ihn fahren, für alte Leute ist Autonomie wichtig.* Autonomie schrieb sie in Großbuchstaben: *AUTONOMIE*.

Als ich trotzdem noch einen Versuch unternahm, Otto das Autofahren auszureden, sagte er nur: Timna, können wir nicht reden über etwas Schöneres. Was musst du herumspazieren in meinen Sachen? Das Fahren gibt mir *Lebenswert!* Das Auto sei nach dem Reihenhaus sein zweites Zuhause, und die Münchner Straßen seien prächtig, das Automobil sei eine Meisterleistung der Ingenieurskunst, und überhaupt denke er gar nicht daran, sich von seinen Töchtern Vorschriften machen zu lassen. Und dann erinnerte mein Vater uns daran, dass er nicht nur passionierter Fahrer asiatischer Kleinwagen war, sondern früher einen richtigen Panzer gefahren hatte: Ich kann Auto fahren, rief er, während Valli sich bekreuzigte und ihm ein paar Kartoffeln auf den Teller legte, ich bin mit dem Auto schon mehrfach unsere schöne Erde umrundet! Und ich habe einen Panzerführerschein!

Wir schauten ihn verwundert an, denn das war uns neu.

Hört zu, Frauen, dann versteht ihr das, sagte Otto, während er eine Kartoffel herunterschlang. Ich war siebzehn Jahre alt, da hat man mich und alle meine Schulkameraden zum Metalldienst gerufen! Er machte eine Pause. Als wir nichts sagten, sprach er noch etwas lauter weiter. Man sagte Metalldienst, weil die Panzer unserer Rumänischen Volksarmee aus den russischen Beständen stammten und, er sah uns dabei abwechselnd aus seinen großen schwarzen Augen an, wie Konservendosen aussahen!

Babi lachte. Das Auge meines Vaters blieb an ihr hängen und blitzte sie zornig an. Dann wandte er sich an mich: Deine Schwester ist zu dumm, um das zu verstehen! Aber du sollst wissen, wie es gewesen ist! Man hat uns die Unterhosen weggenommen, Timna, verstehst du, sagte er. Sie haben uns solche Unterhosen aus einem harten Stoff gegeben, die haben alle Parteien geschmirgelt. Ich fragte Parteien?, und mein Vater sagte: Diese Unterhosen haben stark gekratzt.

Du hast ganz allein einen Panzer gefahren?, fragte ich aus ehrlichem Interesse, und mein Vater sah mich argwöhnisch an, so als würde er in diesem Augenblick ganz grundsätzlich an meinem Verstand zweifeln, und ich freute mich über die selten gewordene Gelegenheit, mir etwas von ihm erklären zu lassen. (Früher hatte er mir alles erklärt, und jetzt musste ich ihm fast alles erklären, ich zeigte ihm, wie man israelisches Radio auf dem iPad hören konnte, ich zeigte ihm, wie man Ärzte fand, ich zeigte ihm, welche Tabletten man wie einnehmen musste.) Timna, in einem Panzer sind *vier* Leute, sagte mein Vater, und er hatte diesen So-was-weiß-man-eigentlich-Tonfall, den er fast nur noch hatte, wenn er Babi nach ihrem Kontostand fragte oder Valli erklärte, was man an Pessach isst.

Ich sagte: Ach so, vier Leute. Und du guckst raus und erklärst dem Fahrer unten, was er machen soll? Mein Vater legte das Besteck zur Seite, atmete laut aus und rief: Du darfst mit dem Kopf nicht nach heraus, die schießen ihn dir ab! Es ist wie in diesen blöden Filmen, aber viel schlimmer: Einer schießt, einer hat die Projektile, einer fährt, und einer sagt dem Fahrer, was er tun soll. Und immer wenn man will schießen, ist etwas kaputt. Zum Glück sind wir ja nicht gegangen einen Krieg machen. Das waren ja nur solche blöden Übungen.

Valli stand auf und begann, die Teller abzuräumen. Babi wollte ihr helfen und stieß ein Glas um und sagte: Entschuldigung! Otto rief: Kannst du nicht ... Ruhe jetzt, ich erzähle!

Und danach bist du dann zurück an die Schule gegangen?, fragte Babi schnell, um ihn zu besänftigen, und er sah sie wieder so an und sagte: An die Uni! Ich war doch schon siebzehn und ein sehr guter Schüler noch dazu, nicht so ein Dummkopf wie du! Babi zuckte die Schultern und ging in die Küche.

Um zu verhindern, dass Otto noch wütender wurde, fragte ich: Und später in Israel musstest du auch einen Panzer kommandieren? Mein Vater sagte: Nein, Timna, wir waren im Sechstagekrieg eine Batterie, nicht eine Panzereinheit. Die von der Armee haben wahrscheinlich meinen Doktortitel gesehen. Sie haben mir 1967 ein oder zwei Streifen an die Uniform geklebt und mich hereingebracht in eine Einheit, die Pläne zeichnet.

Dann aß er, enttäuscht von der Geistlosigkeit der Frucht seiner Lenden, schweigend seine Kartoffeln auf.

*

Nachdem Valli aufgestanden war, um mit Babi im Wohnzimmer zusammen irgendeine Shopping-Show zu gucken, blieb ich noch eine Weile bei Otto sitzen, der wie früher, nur viel langsamer, alle Reste von uns aufaß.

Wieder schwieg er einen Moment und sagte dann wie aus dem Nichts: Timna, weißt du was? Ich hab die ganze Zeit in der Armee gezittert, weil ich Angst hatte, dass mir was passiert und dass das meine Eltern kaputtmacht. Das ist so passiert bei so einigen aus meiner Einheit.

Dieser Krieg, sagte mein Vater, du kannst dir das nicht vorstellen. Ich habe zur Verfügung gehabt einen Panzertransporter, das war nur ein Lastwagen, der sehr starke Wände hatte, nach oben war er frei. Ich saß an einer großen Radioanlage, das war eine Sender- und Empfängeranlage, die du heute kaufen kannst für fünfzehn Euro bei Mediamarkt. Am ersten Tag war nichts, am zweiten Tag sind schon viele aus unserer Einheit weggelaufen, desertiert. Ich saß in diesem Wagen, vor mir und seitlich von mir gingen welche zu Fuß, *kol echad,* jeder einzeln, links und rechts und vorne die Toten und die Verletzten.

Hast du die gesehen?, fragte ich, und er sagte, jetzt ganz leise: Timna, ich habe mich, um ehrlich zu sein, von ihnen weggedreht. Die Einheit, das war ein Tausender, sagte mein Vater (und er meinte tausend Mann). Davon waren vierhundert oder fünfhundert geblieben. Die waren nicht alle verloren (mein Vater meinte: tot), weil einige weggelaufen sind, einige brauchte man nicht mehr, weil sie verrückt geworden waren. Es waren ein paar Rumänen in der Einheit und der Rest primitive Marokkaner, die nicht schreiben konnten.

Ich sah ihn an, und seine Augen waren groß und glänzend, er kam mir für ein paar Sekunden kräftiger vor, und als er aufhörte zu kauen, meinte ich in seinen Mundwinkeln etwas wie Widerwillen zu erkennen.

Otto wollte nie von seiner Zeit als Soldat erzählen. Wenn wir ihm sonst mit Fragen nach dem Krieg auf die Nerven gingen, hatte er eine Standardgeschichte, die er jedes Mal ein bisschen anders erzählte. (Ein General wurde in der Wüste von den Jordaniern erschossen, weil seine Brillengläser im harten Licht der Levante so stark reflektierten und ein perfektes Ziel abgaben. Ein echter Oarsch, sagte mein Vater. Manchmal erzählte er auch von seinem Freund Toffler, der zwei Araber erschießen musste, so war das im Krieg, sonst hätten sie ihn erschossen, und dessen Augen seitdem noch ein bisschen dunkler geworden waren. Timna, das war der Krieg, das verstehst du nicht, Gott behüte, du verstehst das nicht, aber auch so einer, und damit meinte er den Araber, hat eine Mutter, und an die denkt der Toffler seitdem.) Doch ansonsten schwieg er über die Kriege, in denen er gekämpft hatte.

Nur einmal, im Krankenhaus, er war gerade aus einem schweren Fiebertraum erwacht, dachte Otto plötzlich, er wäre in einem israelischen Feldlazarett, und dieser Zustand dauerte tagelang. Er tröstete die Verwundeten und machte uns zu Komparsen seiner Halluzination; so schickte er uns Töchter durch das ganze Zelt, um den verwundeten Juden die Wunden zu desinfizieren oder um Körperteile zu amputieren. Wir fügten uns und sagten, ja, wir eilen, wir holen das Lysoform und die Zange, und dann gingen wir in die Krankenhaus-Cafeteria und tranken einen Kaffee aus dem Automaten und sahen schweigend den Patienten zu, die vor dem Eingang standen und Kette rauchten, bis ihre

Bandagen vergilbten. Als wir zurückkamen, fragte Otto uns nach dem Befinden von Amitai, Moshe und Michael. Wir sagten: Gut, es gibt hier sehr nette Krankenschwestern, die sich aufopfern und sich kümmern. Wir Juden helfen uns zusammen, sagte mein Vater und schrie dann: Der General ist trotzdem ein Arschloch! Was musste dieser Schmock auch wie ein Operettenheld durch die Wüste spazieren?

Wir konnten uns kaum vorstellen, dass dieser komisch gekleidete fluchende Mann ein Krieger gewesen sein sollte. Noch weniger konnten wir uns vorstellen, dass er einmal ein junger Mann gewesen war.

7

Figuren aus Speckstein

Babi arbeitete in einem alten Kino, wo sie, sobald die Chefin um sieben nach Hause gegangen war, die Obdachlosen des Viertels besuchen kamen. Babi druckte ihnen immer zu Beginn des Monats die Dienstpläne aus, sodass sie genau wussten, zu welchen Zeiten sie kommen durften. Babi kochte ihnen Tee, verteilte Erdnüsse und Eiskonfekt, machte ihnen ein Bier auf und ließ sich die Gedichte vorlesen, die die Obdachlosen tagsüber geschrieben hatten. Wenn sie fertig waren, klatschte Babi in die Hände und rief Bravo und wiederholte die Verse, die ihr am besten gefallen hatten. Die Obdachlosen sahen Babi zu, wie sie Tickets verkaufte, Geld in die Kasse legte, manchmal einen Geldschein in ihrer Hosentasche verschwinden ließ und viel lachte. Babi, sagten sie, nachdem alle Leute in die Vorstellung verschwunden waren, du bist immer so fröhlich, wieso bist du nie traurig?

Vielleicht hatte Babi irgendwann gründlich über die Frage nachgedacht und war dann zu einer Antwort gekommen. Vielleicht gab es zwischen der Frage und dem, was kurze Zeit später geschah, auch gar keine Verbindung. Jedenfalls rief sie mich ein paar Wochen nach Ottos Entlassung an und sagte: Timna, ich fühle mich nicht so gut.

Ich antwortete, Babi, eilt es, Tann und ich sind gerade einkaufen, nicht weit weg von dir, warum kommst du nicht her? Babi sagte, Timna, ich weiß nicht, ich habe schon eine Flasche Wein getrunken. Das beunruhigte mich, denn Babi trank sonst nie Wein. Deshalb sagte ich: Komm einfach her, dann reden wir und kochen später zusammen.

Normalerweise holten wir beide, wenn wir uns begrüßten, mit dem rechten Arm weit aus und ließen unsere Fingergrundgelenke zusammenkrachen; dann sagten wir Aua und lachten. An diesem Tag sagte Babi nur leise Hallo.

Auf dem Weg zu meiner Wohnung war sie sehr still, sie antwortete auf Fragen nur mit einem Wort oder zwei, dann sagte sie plötzlich, Timna, ich hab nicht nur Wein getrunken, und ich sagte, was sonst, hast du noch mehr getrunken, du weißt, dass man nicht durcheinandertrinken soll, und Tann rief: Oh weh, Bier auf Wein, das lass sein!, und dann blieb Babi stehen und wurde ganz ernst und sagte: Ich habe alle Schmerztabletten, die ich zu Hause noch hatte, genommen. Ich rief, was machst du, und schaute sie an und sah, dass ihre Haut wirklich ganz rot war und ihre Augen glänzten.

Wir fuhren gleich mit der Trambahn in die Notaufnahme. Dort mussten wir zum ersten Mal nicht stundenlang warten, sondern wurden sehr schnell aufgenommen. Tann und ich wurden bald weggeschickt, und nur wenn die metallene Schiebetür, die die Patienten von den Wartenden trennte, wie der Safe bei *Der Preis ist heiß* aufging, sah ich sie von einem Bett aus winken. Sie trug schon einen der grünen Krankenhauskittel, von denen sie während ihres Klinikaufenthaltes einige stehlen sollte, um sie zu Hause zum Malen anzuziehen.

Irgendwann kam die Ärztin zu mir und sagte, dass meine Schwester nicht in Lebensgefahr sei, aber über Nacht *entgiften* müsse.

Als wir auf dem Nachhauseweg waren, schrieb Babi mir eine SMS: *Bin auf einer Station mit lauter Junkies, die alle Bayerisch reden, aber sehr langsam.* Die nächste SMS lautete: *Dann hol halt wieder die Polizeiiiii, du Sauuuuuu.* Danach schickte sie mir ein Bild von einem dreigeteilten Kunststofftablett, auf das man ihr Reis, Rührei und bunte Salatblätter gelegt hatte.

*

Babi kam einen Tag später in die Klapsmühle, wo sich außer ihr andere verhinderte Selbstmörder und ausgebrannte Geschäftsmänner aufhielten, und sie war ganz begeistert und sagte später oft, die Zeit in der Anstalt sei für sie die beste Zeit überhaupt gewesen: Dreimal am Tag brachte man ihr Essen, sie grub den Garten um und pflanzte irgendwas, und sie wurde in die Ergotherapie geschickt. Letztere kannte ich schon von unserer Mutter, die ich ab und zu, wenn die Polizei sie mitgenommen hatte, aus der Psychiatrie abholen musste. Meiner Mutter hatte es dort gar nicht gefallen, und die kleine Specksteinfigur, die sie mir als *Andenken* in die Manteltasche gesteckt hatte, als ich sie einmal abholte, stellte sich als Betrug heraus: Sie hatte den Speckstein einfach aus einer Kiste mit angebrochenen

Figuren, die die Klapsmühlengenerationen vor ihr angefertigt hatten, geklaut, weil sie keine Lust hatte auf Therapie und lieber mit den anderen Alkis auf eine Marlboro Lights auf die Stationsterrasse gegangen war. Wenn ich sie abholte (mein Vater weigerte sich, nach der Scheidung irgendetwas anderes für meine Mutter zu tun, als Prozessakten und Klagen in den Ordner URSULA zu heften), bedankte sie sich bei den Schwestern; die Schwestern riefen: Auf Wiedersehen!, meine Mutter antwortete: Bitte nicht!, und dann erzählte sie mir von den anderen Patienten, etwa, dass sie Brennspiritus und sogar Putzmittel tranken, wenn sie kein Geld mehr hatten.

Meistens verstand ich sie nicht gut, denn auf der Rückbank bellten ihre Hunde, die ich vorher aus dem Tierheim ausgelöst hatte (ich musste den gleichen Tarif bezahlen wie Leute, die ihre Tiere während ihres Urlaubes in die angeschlossene Hundepension gaben) und die vor Wiedersehensfreude fast durchdrehten. Meine Mutter kurbelte das Fenster herunter, weil man in den Autos meines Vaters nicht rauchen durfte, dann zündete sie sich eine Zigarette an und versprach, dass *so etwas* nie wieder geschehen würde. Timnale, das war das allerletzte Mal, ich schwöre!, rief sie.

Timna, dort ist es so schön und gemütlich, das kannst du dir gar nicht vorstellen, rief Babi, als ich sie an ihrem Entlassungstag mit Ottos koreanischem Kleinwagen abholte, den ich an diesem Tag ausnahmsweise doch mal fuhr (ohne ihn zu fragen).

Unserem Vater erzählten wir nichts von den sechs Wochen meiner Schwester in der Anstalt und er wurde auch nicht misstrauisch. Denn jeden zweiten Tag, wenn meine

Schwester nachmittags für ein paar Stunden die Psychiatrie verlassen durfte, zog sie den grünen Kittel aus und fuhr zu Otto, aß mit ihm Kartoffeln, steckte Blumenzwiebeln in die Betontröge auf der Terrasse und schaute mit ihm Nachrichten.

*

Seit Babi wieder zu Hause war, hatten wir uns darauf geeinigt, jeden Samstag zusammen mit unseren alten Fahrrädern zu Otto zu fahren. Babi holte mich ab, setzte sich in meine Küche, ich machte ihr einen Kaffee, und dann begannen wir zu trödeln.

Babi trank meist einen zweiten und einen dritten Kaffee, denn sie wäre im Leben nicht auf die Idee gekommen, ihren Koffeinkonsum im Auge zu behalten; ihr waren all die Gesetze, mit denen die Leute sich maßregelten und wegen denen sie sich mit Vitamin-Shakes vollstopften und sich Nikotin verwehrten, ganz fremd. Seit die hektisch mit den Kugelschreibern klickenden Psychologen ihr drei verschiedene Tabletten verschrieben hatten, war sie immer müde. Wenn sie gähnte, konnte man ihre Zahnlücke sehen, durch die mein Zeigefinger gepasst hatte, als wir noch Kinder waren.

Früher hatten Otto und Babi mich oft gemeinsam zu Hause besucht. Mein Vater war immer aus seinem Vorort-Reihenhaus mit seinem kleinen japanischen Auto gekommen und hatte die halbe Tiefgarageneinfahrt des Nachbarhauses blockiert (er weigerte sich beharrlich, die U-Bahn zu nehmen). Wenn er unten klingelte, hatte ich noch genug Zeit, den Küchenboden zu fegen, denn er fuhr zwar sehr schnell Auto, bewegte sich aber außerordentlich langsam, und bis er vor meiner Haustür stand, konnte ich ein oder zwei Schaufeln Dreck in den Mülleimer kippen. Babi nahm zwei oder drei Stufen auf einmal und ließ Otto unten zurück. Müssen wir die Schuhe ausziehen, fragten sie mich immer. Ich bin ein alter Mann, und es ist beschwerlich mir!, sagte Otto. Dann saßen sie stundenlang auf der Couch, ich brachte Wasser und Cola und Mohnstreuselkuchen vom Bäcker und zum Schluss Kaffee. Viele Tage oder Wochen waren sie im Laufe der Zeit auf meiner Couch gesessen, während ich studierte und dann etwas anderes studierte, während ich heiratete und mich scheiden ließ. Ich weiß nicht, worüber wir in den ganzen Jahren geredet haben, wahrscheinlich hat mein Vater meine Schwester geschimpft (Du isst zu schnell, man soll nicht essen so schnell! Du trinkst zu kalt, man soll nicht trinken so kalte Sachen! Du verdienst kein Geld!) und mich gelobt (Sie kauft Kuchen, sie hält Ordnung, ihre Couch ist bequem, sie spricht einigermaßen Hebräisch!).

Jetzt waren Babi und ich nur noch zu zweit hier. Wir rauchten auf meinem kleinen staubigen Balkon ein paar Zigaretten, bis wir uns endlich entschließen konnten, unsere Schuhe zu schnüren und das klebrige dunkle Treppenhaus hinunterzusteigen. Auf dem Weg trödelten wir weiter, ständig stiegen wir ab von unseren Rädern, jede Katze am Straßenrand streichelten wir, jede Beere pflückten wir. Wir klopften und warteten, dass die Tür sich öffnete.

Haben die Fahrräder sich gut verhalten?, rief unser Vater, und wir lachten.

8

Wir greisen Kinder

Auf dem einzigen Bild, das wir aus seiner frühen Kindheit haben, trägt mein Vater einen Matrosenanzug. Er ist ein hübsches Kind, aber er hat schon eine Halbglatze, er ist nämlich zugleich auch schon ein Greis. Wenn Omama heute noch leben würde und eine hundertfünfjährige kleine Frau mit dünner Haut wäre, würde sie auf dieses Bild schauen und dann auf meinen Vater, und dann würde sie mit ihrer schon lange verklungenen hohen Stimme sagen: Es ist kaum zu glauben, wie schnell die Zeit *wirklich* vergeht, ja ja, das sagen alle, aber es stimmt: Gerade trug er seinen Matrosenanzug, und einen Augenblick später geht er am Stock!

Auch Babi und ich waren greise Kinder gewesen, ganz alte Menschen in Micky-Maus-Kleidern, die zu viel ahnten vom Gang der Welt und von den Dingen, die hinter jedem Jahr lauerten, denn auch wenn alle Erwachsenen immer nur Andeutungen machten, hatten wir begriffen, dass unsere Familie viel zu klein war, dass uns überall der Tod nachstellte, dass nichts zusammenpasste; und dann waren aus greisen Kindern einfach kindische Erwachsene geworden. Seit uns ab und an die Gelenke schmerzten und jede Zigarette kurz im Hals kratzte, wussten wir, dass jetzt auch unsere Körper alterten, und dabei waren wir nicht wie Otata 1898 geboren, sondern fast neunzig Jahre später.

Als Otto aus dem Krankenhaus entlassen wurde, hatten wir die dreißig schon überschritten. Aber wenn wir die Leute raten ließen, wie alt wir waren, sagten sie: Sechzehn oder vierundvierzig. Wir trugen beide unser Haar kurz und schwarz und schnitten uns gegenseitig kurze schiefe Stirnfransen, wir trugen auch sommers Halbschuhe mit dicken Sohlen und knapp über dem Knöchel endende Stoffhosen. Nichts passte uns, weil wir so groß waren. Wir wurden beide, im Gegensatz zu den anderen Kindern, immer magerer, und von Otto hatten wir die langen, dünnen Gliedmaßen geerbt, sodass wir schon damals wussten, dass wir später wie die Männer in unserer Familie aussehen würden: wie Weberknechte. Auch mit Mitte zwanzig wuchsen wir weiter, Babi wurde ein richtiger Riese, pohoho, der wächst mir über den Kopf und frisst mir alle Haare weg!, sagte mein Vater oft, dabei war Babi erstens eine Frau (was mein Vater nicht immer wahrzunehmen schien, denn oft sprach er von *dem* Babi), und zweitens war Babi ihm schon lange über den Kopf gewachsen. Und drittens hatte mein Vater genau auf dem Scheitelpunkt seines Kopfes gar keine Haare, und zwar seit fünfundsiebzig Jahren, weil die Kinder in Rumänien damals immer von irgendwelchen Parasiten befallen wurden, die ihnen dann alles wegaßen, sogar die Haare und die Haut. (Die Nazis und die Kommunisten kamen und schleppten einem das Haus und die Tanten weg; die biologischen Feinde der Juden kamen und nahmen ihnen auch noch ihre intakten Körper.)

Während meine Schwester auch mit Mitte zwanzig immer größer wurde, wurde mein Vater hingegen immer kleiner, weil sein Körper weniger Wasser speicherte und seine Bandscheiben zusammenschrumpften. Auch sein Hirn wurde kleiner, das hatte uns der Chirurg vor der ersten Operation erklärt, und dazu hatte er uns sogar farbige Aufnahmen gezeigt, auf denen Ottos Augen wie Spiegeleier aussahen und wir tatsächlich erkennen konnten, dass das Hirn unseres Vaters langsam von der Hirnrinde zurückwich. Alles ganz normale Hirnatrophie, Herr Kollege, sagte der Chirurg, Sie sind ja keine zwanzig mehr. Dass das Hirn eines über Achtzigjährigen wieder so klein sei wie das eines Siebenjährigen, wisse ja jedes Kind, sagte der Doktor.

*

Als ich noch ein Teenager war, hatte ich, wie fast alle Teenager, eine anorektische Phase. Aus dieser Zeit gab es ein Foto von mir und meiner Schwester vor einem gelben Segelflugzeug. Das Foto hat unser Vater geschossen, als er uns zu einer Fachtagung mit nach Amerika nahm. Meine Schwester hat darauf lange braune Locken und eine Jeansjacke von GAP. Ich sehe aus wie ein Kürbis auf einem Stecken, meine Arme, meine Beine sind ganz dünn, doch mein Kopf ist unverändert groß. Wieso aber ist der Kopf so groß? Hatte sich damals schon die vergangene Zeit darin verdichtet? Muss ich mir alles merken, ob ich möchte oder nicht?

9

Valli ist ein Schuftetier

Manchmal legte sich über unsere in einer Art Kessel gelegene Stadt eine Verrücktheit, die wie eine Epidemie um sich griff. Ich kannte diese Verrücktheit gut, sie kündigte sich nachts an: Es wurde nicht richtig dunkel, obwohl kein Vollmond schien, und ich lag wach und hörte den Ambulanzen und den Hubschraubern zu. Die Verrücktheit infizierte in diesen Nächten die ersten Menschen, die dann Dummheiten begannen; sie fuhren schmunzelnd gegen Bäume, sie liefen somnambul gegen Gebäude, sie fielen von Höhen, sie verletzten sich an ihren Hausschlüsseln, überall waren Blutflecken. Wie ein riesiger Tintenfleck verbreitete sich die Epidemie in die letzten Winkel der Stadt, sogar bis Trudering gelangte sie. Frühmorgens schreckte ich aus dem Halbschlaf, weil im Treppenhaus jemand eine halbe Stunde schrie und mit Fäusten und Füßen gegen die Wände trat. Auf den Straßen liefen die Passanten kopflos herum, sie stießen sich gegenseitig in die Rippen, sie waren alle sehr nervös. Otto gehörte zu den Menschen, auf die diese Verrücktheit einen starken Einfluss hatte. Nach einer solchen Nacht rief mein Vater mich morgens an.

Seit mein Vater die Fähigkeit entwickelt hatte, von einer Sekunde auf die nächste todkrank zu werden, fürchtete ich nichts mehr als das Klingeln meines Telefons. Otto gelang es, mir durch das Klingeln zu signalisieren, dass er die Pforten der Hölle geöffnet hatte, wie man sagt, und es war egal, ob ich gerade in der Küche, im Bus oder am See war. Diesmal erwischte mein Vater mich im Zug.

Ich öffnete das Handy (wie mein Vater sagte) und rief Hallo! und wartete, dass mein Vater Hallo! rufen würde, und dann erschrak ich sehr, denn mein Vater konnte gar nichts sagen, denn er weinte, und ich rief, Grundgütiger, Ottoka (so nennen ihn die Ungarn, und so nennen wir ihn, wenn wir uns zärtlich oder sehr besorgt fühlen oder dringend Geld brauchen), was ist denn los? Und er schluchzte und konnte kein Wort sagen, und dann schluckte er, und dann sagte er: Timna, Timna, meine Frau ist tot!

Ottoka, wie kann sie denn tot sein?, schrie ich, sie ist doch ganz jung, höchstens sechzig oder so, und ich sah Valli genau vor Augen, als nackten rosa Berg am unteren Ende von Ottos Wendelholztreppe liegen, und ich fragte: Wie ist das passiert?

Mein Vater weinte und weinte und hörte gar nicht zu. Ich wurde immer lauter, ich klang wie die SMS meines Vaters, ich rief: Wieistdaspassiert! Hastdusieumgebracht! HastduihrenPulsgemessen! Mein Vater reagierte nicht. Ich schrie: Die Überführung nach Ungarn wird ein Vermögen kosten!, und plötzlich besann sich mein Vater, wie meistens, wenn die Rede von Geld war.

Er antwortete mit ganz klarer Stimme: Aber wieso denn nach Ungarn? Die Elli lebt doch seit fünfzig Jahren im Heiligen Land, und im Heiligen Land wird sie begraben wie unsere Vorväter. So teuer ist das auch gar nicht,

Timna. Ich habe dafür Geld zur Seite gelegt, und meine Frau hat hoffentlich auch Geld zur Seite gelegt und du hoffentlich ebenfalls.

Ich besann mich auch und sagte: Ottoka, *welche* Frau ist gestorben? Die anderen Reisenden blickten mich erschrocken an. Mein Vater seufzte, dann sagte er, Timna, was stellst du dich so blöd? Welche Frau kann schon sein gestorben? Deine Mutter ist schon beim lieben Gott, nicht? Meine *erste* Frau ist gestorben vor zwei Tagen!

Ich überlegte kurz und sagte: Elisabeth?

Und er sagte: Natürlich Elisabeth! Sie war vier Monate jünger als ich.

Mein Vater hatte Elisabeth mit neunzehn geheiratet und das letzte Mal im Jahr 1962 gesehen, und seitdem beschrieb er sie als *quadratische Frau,* weil sie (genau wie er) mit den Jahren immer kleiner und immer dicker geworden war, zudem war sie, schenkte man meinem Vater Glauben, *sehr hysterisch.* Irgendjemand aus seiner Landmannschaft hatte ihn verständigt, und Otto sah es nun als seine Pflicht an, die traurige Nachricht an alle Menschen zu verbreiten, die er kannte.

Timna, sagte mein Vater, und jetzt war er wieder ganz sachlich, du musst mir versprechen, dass du heute wirst auf dem Boden sitzen, wie wir Juden das füreinander tun, wenn wir sterben. Ich sagte Ja und ließ mich in die blauen Zugpolster fallen, wohl wissend, dass weder Otto noch Valli sich jemals für irgendjemand auf den Boden setzen würden: Der eine war zu gebrechlich und die andere zu dick, um wieder aufzustehen. Ich steckte das Handy zurück in die Tasche. Die anderen Leute im Zug hielten sich ihre blöden Bahnmagazine vors Gesicht und taten so, als würden sie lesen.

Ich schloss kurz die Augen. Valli war zum Glück noch am Leben und gerade wohl mit Suppekochen oder Fernsehen beschäftigt. (Wir mochten sie wirklich mittlerweile ein bisschen, und einen plötzlichen Tod fernab der Heimat hätten wir ihr auf keinen Fall gewünscht. Ganz abwegig war ihr Ableben aber nicht, denn seit sie bei Otto wohnte, war sie so dick geworden, dass man sich gut vorstellen konnte, dass sie an einem faustgroßen Stück Salami erstickte oder beim *Staubklopfen* einen Herzinfarkt bekam.)

Valli trug bei jedem Wetter von März bis Dezember einen neonpinken Adidas-Originals-Jogginganzug, um den wir sie beneideten, obwohl er eine Fälschung aus Ungarn war. Lange würde ihr der Anzug allerdings nicht mehr passen, zumindest die Hose nicht. Valli wurde praktisch täglich dicker, und sogar mein Vater, der gewisse romantische Gedanken für sie hegte und sie manchmal sogar zu einem ganz billigen Italiener ausführte, musste zugeben, dass sie immer mehr wie eine Ente aussah: Ihr Gesicht und ihr Oberkörper waren weiterhin völlig normal proportioniert, aber ihr Hintern war so gigantisch, dass sie schon einen Monat nach ihrer Ankunft im Haus meines Vaters eigentlich zwei Stühle gebraucht hätte.

Einerseits tat uns Vallis Übergewicht sehr leid, andererseits ging es uns hier wie mit den meisten Dingen des Lebens: Wir fanden die Entwicklung von Vallis Körper unendlich traurig und gleichzeitig sensationell komisch und beobachteten verzückt, wie sie sich kiloweise gebratene

Geflügelschenkel in den Rachen stopfte, als sei sie ein Vogel, der sein Küken füttert, nur war sie gleichzeitig der Vogel und das Küken, und sie fütterte sich und gleichzeitig wurde sie von sich selbst gefüttert, und weil das Küken nie satt wurde, hörte der Vogel nicht auf, weiter Zeug in dessen Schnabel zu drücken.

Für meinen Vater war Valli trotz allem die perfekte Frau, zu diesem Ergebnis war er nach einigen Monaten reiflichen Überlegens gekommen, während derer er sie häufig gelobt und selten getadelt hatte: Sie sei zwar dick, aber hielt den Mund, sie putzte dauernd irgendwas und war devot. Wenn Babi zu Pessach drei Stunden lang kochte, lobte er anschließend Valli dafür, obwohl Valli ja nur Fleisch aß und an einem guten Tag ein paar klein geschnittene Kartoffeln zusammen mit einem Brühwürfel in einen der alten Blechtöpfe gab. Wenn Babi stundenlang Rasen mähte, Unkraut rupfte und neue Astern pflanzte, dann lächelte Otto zufrieden und dankte dem Herrn für seine fleißige ungarische Pflegerin.

Dabei war es offensichtlich, dass Valli viel zu dick war, um sich zu bücken und Astern zu pflanzen. Als ich dies einmal lachend zu meinem Vater gesagt hatte, nämlich, dass Valli viel zu dick sei, um Blumen einzupflanzen (mein Vater sang noch Monate später sein Loblied auf Valli, selbst als die Astern schon von einer schmutzigen Schneeschicht bedeckt waren), lachte er erst auch; dann wurde er ernst und sagte, Du, Timna, rede so nicht. Valli ist ein Schuftetier, und er meinte ein Arbeitstier.

Mein Vater war der einzige Mensch in unserem Haus, den sie nicht nur anlächelte, sondern dem sie auch über die trockene Hand streichelte. Nicht dass wir gewollt hätten, dass Valli uns die Hand streichelte. Mein Vater nannte sie anfangs einfach *die Frau* oder *die Dicke,* weil er dachte, sie würde das nicht verstehen (er sagte auch, ihr fehle Materie grau, und tippte sich dabei an die Stirn, aber nach einigen Monaten zeigte er sich sehr zufrieden, dass Valli schon ganz allein den Telefonhörer abhob und ihm reichte); wir Schwestern sprachen von der *Pflegerin,* vor allem vor Fremden oder vor den Krankenhausärzten, wenn sie uns fragten, wie unser reizender, aber doch etwas eigenwilliger Vater denn so gut zu Hause zurechtkäme.

10

Spaghetti im Eis

Bei Babi und mir war es so: Wir sagten ein Wort, und wir beide wussten, was gemeint war und welche Erinnerung hervorgekramt wurde und ob diese Erinnerung gut oder schlecht war. Meistens war sie schlecht.

Ich sagte, weißt du noch, *Nadischule?* Und wir beide wussten, dass wir in der Grundschule einmal genau das gleiche Bild malten, obwohl ich links vorne und sie in der Mitte hinten saß (wir wurden trotz unseres Altersunterschiedes in dieselbe Ethikgruppe gesteckt). Auf dem Bild waren unsere Mutter zu sehen, eine Sonne und unser weißer Terrier, der an einen der jungen Ahornbäume, die man in den Olympischen Park gepflanzt hatte, pinkelte. Wenn der Hund sich im Dreck wälzte, lachte unsere Mutter immer und sagte, du schaust aus wie ein paniertes Schnitzel!

Wir hatten beide darauf verzichtet, die Pythonjacke unserer Mutter mitzumalen, für die sie als junge Auszubildende viele Nächte bei Jacques' Vater hatte abspülen müssen und die sie später, als sie längst nicht mehr ausging abends, zum Gassigehen trug: eine Jacke, deren vorderer Reißverschluss den Pythonkörper entzweite, doch der dank des Kragens wieder zusammengeführt wurde, sodass hinten auf dem Rücken der Pythonkopf auf den

Asphalt blicken und dem Hund beim Pinkeln zusehen konnte.

Babi sagte, *Skioverall,* und ich dachte daran, wie wir, fünf Erwachsene und zwei Hunde wochenlang in einem vier Meter langen Wohnwagen schlafen mussten, nur damit das Skifahren für Otto so billig blieb, wie es gewesen war, als er als Siebzehnjähriger mit selbst gesägten Holzskiern durch den silbernen Schnee der Karpaten fuhr. Auch viel später wurde mir ganz schlecht, wenn jemand neben mir begann, von Puderschnee und Hüttengaudi zu schwärmen, denn Wintersport war für uns immer eine Strafe gewesen. Unsere ganze Familie trug bunte Skioveralls, die im Schritt spannten und deren Schulterpartien wir durch die Pisselachen zogen, nachdem wir in unseren steifen Plastikskischuhen auf glatten ockerfarbenen Fliesen zur Toilette des Schleppliftes gerutscht waren und mit rot erhitztem Kopf und blau gefrorenen Fingern hektisch alle Reißverschlüsse aufgerissen und den Overall bis zum Knie heruntergezogen hatten, um uns auf die eiskalten Klobrillen zu setzen.

Meine Eltern schliefen im Wohnwagen auf der Essecke, die man mithilfe einer Pressspanholzplatte, die man über den Tisch legte, in eine Art Bett verwandeln konnte (in ein sehr unbequemes Bett). Wir Schwestern schliefen, damals noch zu dritt, auf einer schmalen Liege, und als uns in der siebten Klasse ein Bild des kurz nach der Befreiung von Buchenwald von seiner Pritsche aus fragend in die Kamera blickenden Elie Wiesel gezeigt wurde, war meine erste Assoziation: meine Familie im Wohnwagen (obwohl wir natürlich alle viel dicker waren).

Für Otto war der Urlaub im Wohnwagen das Schönste,

wie er auch fünfundzwanzig Jahre später noch sagte. Es war mollig warm, sagte er (genau genommen sagte er: Es war mir so fein!), und die anderen Wohnwagenmenschen haben uns geholfen, die ewig kaputte Gasheizung zu reparieren, sodass wir nie erfrieren mussten! Was er verschwieg oder vergessen hat, ist, dass die Wohnwagenmenschen am Tag vor Silvester eine Bar aus Eis gebaut haben und da ihren Jägermeister draufgestellt haben und drei Nächte lang gegrölt haben, bis ihnen die kalte Luft die Stimme nahm und ihr Erbrochenes in einen Zustand ewiger Konservierung überführte. In der Kotze konnten wir ganze Spaghetti ausmachen, unsere Hunde leckten an ihr, bis ihnen die Zungen fast festfroren. Mein Vater hat auch vergessen, dass man, wenn man nachts aufs Klo musste, fünf Minuten über Glatteis wanken musste, um in einen grün gefliesten sogenannten Sanitärraum zu kommen.

Babi und ich wussten das alles noch, und die Erinnerung daran brachte uns zu den Lachanfällen, die Otto *hysterisch* nannte. Ihr seid hysterische Hexen, sagte er dann, und dann lachte er selbst wieder ein bisschen. Deswegen hassten wir Wohnwägen und Silvester und Österreich.

Die Sommerferien verbrachten wir hauptsächlich in unserer hässlichen Wohnung oder bei Omama. Unser Großvater war Jahre vor unserer Geburt gestorben. Die Hitze in Israel mag ich gut, sagte mein Vater immer, während wir hechelten und schwitzten und fast kollabierten. Er zog sich manchmal das Unterhemd aus, um es auszuwringen. Ich habe mich vollgeschwitzt, sagte mein Vater, und es schüttelte mich vor Ekel.

Wir hassten die langweiligen Ferien in Israel. Am Shabbat, wenn alles zuhatte, fuhren wir in eine Tankstelle, die von Arabern betrieben wurde, und aßen Pommes. Die Tankstelle wurde in die Luft gesprengt (Ihre eignen Leute!, rief mein Vater empört), deshalb fuhren wir stattdessen in den Norden des Landes zu den Drusen. Mein Vater mochte die Drusen, weil sie angeblich an Reinkarnation glaubten (so genau wusste das aber keiner, schon gar nicht mein Vater) und deswegen keine Juden niederstachen und sich sogar in die israelische Armee einziehen ließen. Wir liebten die Drusen, weil sie uns ganz billig den Drusenschmuck, also die schönsten Dinge der Welt, verkauften: kleine metallene Fische, die Gelenke hatten und die wir uns um den Hals hängten. Ich habe noch immer solche Fische in meinem Schmuckkästchen, ich behielt sie auch, nachdem ich in anderen Ländern gesehen hatte, dass sie praktisch überall verkauft wurden und aus China kamen. Wir kehrten mit dem klappernden Blechschmuck nach Haifa zurück. Wir trugen ganz kurze Hosen und klebten auf den Lederpolstern meiner Großmutter fest, und unser Terrier biss jedes Mal im Flugzeug ein Kind.

11

Du kannst mich immer wecken, wenn du dich sorgst um deine Zukunft

Schon seit ein paar Jahren redete unser Vater sehr gerne von Urin, Blutdruck und Leberwerten; aber seit er aus dem Krankenhaus zurückgekehrt war, waren die Leiden sein liebstes Thema. Er sagte zum Beispiel: Mein Strahl läuft schwach und kontinuierlich, während wir armenische Suppe aßen.

An diesem Samstag waren wir schon fertig mit Vallis Suppe und bei der Nachspeise angekommen, aber das Thema schien Otto trotzdem wichtig und passend, also begann er, mit feierlicher Stimme über die antibiotikaresistenten Keime in seinem Urin zu sprechen. Dann schwärmte er von seinem neuen afghanischen Arzt, der, seinen überall im Haus verstreuten Visitenkarten nach zu urteilen, eine Kapazität der Urologie-Andrologie-Sexualmedizin war. Für meinen Vater war der Arzt eine Art Wunderrebbe, der ihm, und schon bald auch seinen greisen Freunden, stapelweise Rezepte für Erwachsenenwindeln und Prostatamedikamente ausstellte, wenn er Hof hielt. Ein Mensch, dieser Arzt!, rief mein Vater. Meinem Vater hatte der Mensch-Arzt eine Schiene durch die Harnröhre gelegt, die er *Makkaroni* nannte und die er uns gerne zeigen und über deren Beschaffenheit er unbedingt weiter sprechen wollte.

Er begann gerade, die chirurgische Präzision zu loben, mit der der Operateur das Plastikrohr eingesetzt hatte, als Babi das Messer rechts von ihrem Tisch nahm (bei uns liegen die Messer nur so da, keiner benutzt sie, wir behelfen uns beim Essen mit Löffeln und Gabeln). Sie führte es an ihre Halsschlagader und rief: *Neeeeiiiiiin!,* und tat so, als würde sie sich aufschneiden aus Verzweiflung über die nicht enden wollende Schleife aus Krankheitsgeschichten.

Valli sprühte eine faustgroße Portion Sprühsahne light auf Ottos Biskuitrolle, der gerne noch weiter über seinen Urin dozieren wollte und über seine nachlassenden Augen und darüber, dass wir ihn unbedingt zum Zahnarzt bringen müssten, aber Babi hatte jetzt genug: Sie griff in den Raumteiler hinter ihren Stuhl, in dem im Reihenhaus der größte Teil der Judaica-Sammlung untergebracht war, und zog *Der jüdische Witz* von Salcia Landmann heraus. Papa!, rief sie, und sie sprach sehr laut, damit Otto alles hören und verstehen würde. Dann begann sie vorzulesen.

Was macht die Knackwurst erst genießbar?, fragte sie, und mein Vater lachte schon bei der Frage los, bis seine Augen klein wurden und er ganz jung aussah. Ich weiß es nicht, ich weiß es nicht!, lachte er. Sag es uns!, rief ich, und meine Schwester schrie triumphierend: Das n!, und mein Vater lachte noch mehr und spuckte die Sprühsahne auf meine Bluse, und Valli sah uns ratlos an, und mein Vater versuchte, den genialen Witz aus Salcia Landmanns ostjüdischer Witzesammlung ins Ungarische zu übersetzen, was nicht gelingen wollte, denn Vallis Gesicht wurde fragender statt amüsierter, und ihre strichförmigen Augenbrauen rutschten immer höher auf ihre Stirn. Valli saß kraushaarig am Tisch, und ihr Gesicht war, wie immer, ganz leer. Vielleicht lag das auch daran, dass sie kein Wort verstanden hatte. Was dachte diese Frau? Vielleicht: Ihr seid eine Bande von Hundetöchtern! Oder: Womit hat dieser wunderbare alte Herr euch Miststücke bloß verdient?

Babi holte ihr Handy aus der Hosentasche (sie hatte wie ein Handwerker oder ein Rentner die Gewohnheit, alle möglichen Dinge in ihre Taschen zu stopfen, sodass sich selbst unter ihrem Mantel die Telefone, Zigarettenschachteln, Bücher und Stifte, die sie in ihrer Jeans herumtrug, abzeichneten), und wir übersetzten Valli unsere Gedanken vom Deutschen ins Ungarische.

Das taten wir übrigens auch, wenn wir dringend mit Valli sprechen mussten, um ihr beispielsweise Beipackzettel zu übersetzen. Ich wählte dann Ottos Festnetznummer und sagte: Valli, särvus! Dabei sprach ich schon ihren Vornamen so fehlerhaft aus, dass sie sich erst nach einigen Anrufen überhaupt angesprochen fühlte. Das Ungarische hat ein a, das wie eine Mischung aus a und o klingt. Valli sagte auch: Po-a-priko-a. Sie hieß natürlich auch Vo-a-lli, genauer: Vo-a-lerio-a.

Otto selbst sprach sechs oder sieben Sprachen und darunter auch so merkwürdige wie ebenjenes Ungarisch, aber wir Kinder waren nur auf Deutsch erzogen worden. Lange dachte ich, dass Otto einfach keine Zeit gehabt hatte, uns eine andere Sprache beizubringen, doch als ich ihn eines Tages darauf ansprach, sagte er: Was wollt ihr mit diesen Sprachen? Sicher, meine Eltern haben geredet Ungarisch und meine Großeltern Jiddisch, in der Synagoge haben wir gelesen auf Hebräisch, und die Lehrer haben unterrichtet auf Rumänisch: Aber was wollt ihr damit? Kein Mensch spricht heute diese komischen Sprachen!

Immer wenn ich Valli etwas mitteilen musste, tippte ich meine Botschaft in *Google Translator* ein und ließ sie ins Ungarische übersetzen. Das waren Sachen wie: *Otto geht es gut und dir hoffentlich auch. Du musst wissen: Er hat Haloperidol bekommen und ist deshalb etwas verwirrt.* Dann klickte ich auf den kleinen Lautsprecher, und eine ungarische Roboterfrau las Valli meine übersetzte Nachricht an sie vor. Dann wartete ich kurz. Valli sagte entweder O. k. (wieder mit diesem O-a), wenn sie die Nachricht verstanden hatte, oder sie sagte irgendetwas anderes, das auf Ungarisch vermutlich Nein hieß. In diesem Fall ließ ich mein Handy noch einmal die Übersetzung vorlesen, und dieses Verfahren wiederholte sich, bis Valli O. k.! sagte. Dann sagte ich Köszönöm, und nach einer Weile begriff sie trotz meiner Aussprache, was ich meinte. Dann sagte sie wieder O. k, und ich sagte Tschüssi, und sie sagte Tschüssi, und wir legten auf.

Heute gab es nichts Dringendes zu besprechen, und wir saßen weiterhin einfach um den Tisch herum, deswegen ließen wir unsere Gedanken übersetzen: *Papa ist ein alter Kacker ... Babi riecht aus dem Mund ... Ich hab mir gestern Timnas Zahnbürste in den Arsch gesteckt.* Wir lachten, und Otto lachte, aber Valli sah uns nur an.

Mich irritierte dieser Blick, nicht nur der Augenbrauen wegen. Valli gelang es, mir mehrere Momente ins Gesicht zu sehen, ohne irgendeine Regung zu zeigen. Wieso lächelte sie nicht? Wieso sah ich nicht einmal Ablehnung in ihren Augen? Die einzige logische Erklärung war, zumindest behauptete das Tann, dass sie an Ottos Geld wollte. Ihr glaubt doch nicht im Ernst, hatte er bei einem seiner raren Besuche bei Otto gesagt, dass Valli diese schlecht bezahlte Stellung angenommen hat, um eine Zweizimmerwohnung in irgendeiner ungarischen Kleinstadt abzubezahlen. (Das hatte sie Otto erzählt, der ja als Einziger mit ihr reden konnte.) Sie will euren Vater beerben, flüsterte Tann, während wir alle über Vallis Suppe gebeugt saßen und sie gerade in der Küche spülte, und ihr seid ihr im Weg als natürliche Erbfolger! Babi und ich sorgten uns nicht, denn wir wussten: Nur wir waren aus Ottos Fleisch und Blut oder, wie es bei den Vätern heißt: aus Ottos stinkendem Tropfen. Wir hatten erst über Tanns Bemerkung gelacht, dann mit den Schultern gezuckt und schließlich Wir mögen das Reihenhaus eh nicht! gesagt. Außerdem hatte Babi ergänzt: Er ist sowieso viel zu geizig, um noch irgendjemanden zu heiraten! Und Valli ist zwar sehr sexy, aber auch ein bisschen dick! Und dann hatten wir alle drei gelacht.

Jedenfalls: An diesem Tag saß sie einfach nur da und lächelte nicht. Vielleicht war sie müde, vielleicht war sie wütend, vielleicht war sie auch bloß mit tausend Gedanken beschäftigt, wir konnten es nicht wissen.

Warum ist die Valli immer so traurig, fragte Babi schließlich. Mein Vater hob den Kopf und sagte: Valli, te vagy a családhoz. Mit vollem Mund sagte er das, und die Biskuitbrösel fielen auf die Tischdecke. Otto übersetzte für uns:

Valli, du gehörst zur Familie. Sie sah zu uns auf und lächelte wieder nicht.

*

Natürlich beruhigte es uns, dass Valli Tag und Nacht da war; wir wussten, er würde aufgefangen werden, wenn er fiel, jemand würde jeden Tag einmal um den Reihenhausblock mit ihm gehen (denn unser Vater weigerte sich, einen Rollator zu benutzen, und schrie uns an, als wir ihm diese Anschaffung vorschlugen, er schrie: So ein Wagele ist das Ende vom Anfang!) und vorher nachsehen, ob sein Schal ordentlich um den Hals gewickelt war. Trotzdem war unsere Familie seit ihrer Ankunft noch seltsamer geworden.

Otto fand Valli sparsam und nett und nützlich, aber er blieb dabei: Geld für jemanden auszugeben, der darauf achtete, dass man nicht die Holztreppe hinunterfiel, der einem dreimal am Tag Essen an den Tisch brachte und der einem die Nägel schnitt, erschien ihm wie völlig übertriebener Luxus – die Art Luxus, die sich seiner Ansicht nach nur seine Töchter ausdenken konnten. Vallis achthundert Euro bereiteten meinem Vater bald noch mehr Kummer als Babis Kontostand.

Als ich meinen Vater ein paar Wochen nach Vallis Einzug besuchte, fiel mir schon beim Mittagessen auf, dass er von einem kummervollen Gedanken beschäftigt wurde. Ich sah so etwas, und ehrlich gesagt, es war kaum zu übersehen: Alles an meinem Vater neigte sich zum Boden, nicht nur der Blick, auch die Falten am Hals und die nicht mehr feste Haut auf den Wangen. Papa, was ist los, sagte ich. Mein Vater sah mich sehr ernst an und sagte, Timna, das Geld reicht mir oben und unten nicht mehr.

Tatsächlich war mein Vater der einzige Mensch, den ich kannte, der sich bis zum Rest seines Lebens keine Sorgen mehr machen musste um sein Geld (zumindest, und diesen kleinen Makel sahen wir alle, wenn nicht wieder irgendwelche Nazis oder Kommunisten kamen, um ihn zu enteignen). Ich machte große Augen und fragte: Ist es wegen Valli? Und mein Vater nickte sehr ernst, und alles, was nach unten zeigte und sich zum Boden neigte, sprang wellenförmig und sehr langsam, als er nickte, auf und ab.

Dann bat er mich sehr höflich, mich mit zweihundert Euro an Vallis Kosten zu beteiligen. Ich fragte erstaunt zurück, wieso ich. Mein Vater sagte, liebe Timna, erstens ist Valli hauptsächlich wegen euch da, weil ihr mich alleinlasst und deswegen ein schlechtes Gewissen habt. Ihr habt mich schon halb vergessen, und bald vergesst ihr mich ganz. Ich will nicht kleinlich sein, fügte er hinzu, aber zweitens isst du hier auch regelmäßig und auch das kostet Geld. Aber Otto, sagte ich, Valli wäre nicht hier, wenn du ein junger Mann wärst, und ich glaube, die Kosten für dein Alter solltest du selbst tragen, der bayerische Freistaat überweist dir genau für diesen Zweck jeden Monat einige Tausend Euro.

Mit dem schlechten Gewissen hatte er natürlich recht, wie alle Ostjuden fühlte ich mich stets an allem schuld. Deswegen hob ich Regenwürmer vom Radweg auf, ich sammelte Plastikverpackungen und brachte sie zum Container, und außerdem rief ich fast jeden Tag bei Otto an.

Babis Schuldgefühle gingen so weit, dass sie sich bei Leuten, die über den Regen oder den Krieg in Syrien oder ihre unausgeglichene Work-Life-Balance klagten (wie unsere Stiefschwester), entschuldigte, aber so aufrichtig und voll Mitgefühl, dass ihre Entschuldigung üblicherweise verwundert, aber doch dankend angenommen wurde. (Ihr tat wirklich *alles* leid.)

Mir tat auch alles leid, aber dass ich an Ottos Alter und dem Verfall und dieser Familie alleine schuld sein sollte, sah ich nicht ein. Trotzdem sagte ich nicht: Lieber Vater, pass auf, ich bin vor vierzehn Jahren ausgezogen und habe selbst in besseren Zeiten nur ein Drittel deiner Pension verdient; ich sagte auch nicht, dass es die Entscheidung meines Vaters gewesen war, Kinder zu haben, und nicht meine, Eltern zu haben. Ich fügte bloß schwach hinzu: Ich glaube, dass du, im Gegensatz zu mir, genug Geld hast, um Valli und auch das Essen zu bezahlen.

Otto sagte: Mein Kind, das Geld geht aus, du musst mir helfen. Ich sagte, aber Otto, ich habe gerade nachgesehen, auf dem Konto sind sechzigtausend Euro, und du hast ein Reihenhaus und ein Auto, ich wohne in einer Eineinhalbzimmerwohnung, und ich zahle Babis Krankenkasse und ihre Universitätsgebühren und auch manchmal den Tierarzt. Ich verlange nichts von dir, Otto, und weißt du, warum ich nichts verlange? Ich machte eine kurze Pause und ein ernstes Gesicht. Dann sagte ich: Weil wir eine Familie sind.

Otto sah mich ernst an und nickte. Dann werde ich vorerst auch deinen Teil von Valli übernehmen, sagte er, zumindest bis du wieder mehr Geld hast. Ich nickte auch und bedankte mich, weil ich dachte, dass das der einfachste

Weg sei, wochenlang hinziehende Diskussionen zu umgehen.

Geld war für meinen Vater schon immer zugleich ein Grund zur Sorge, eine Obsession und ein wunderbarer Trost gewesen. Als ich ein Kind war, kam mein Vater nachts manchmal zu mir ans Bett, denn ich war seine Lieblingstochter, aber vielleicht hörte er mich auch weinen. Er setzte sich nie an die Bettkante, sondern rollte von gegenüber wie ein großes Insekt die Füße hebend und senkend auf seinem Bürostuhl in mein Zimmer. Was ist los, fragte mein Vater dann. Ich sagte nichts, dabei fielen mir tausend Sachen ein, die los waren. Meine Eltern hatten begonnen, sich hässliche Geschenke zu machen, meine Mutter hatte meinem Vater einen Strauß schwarzer kunstseidener Blumen geschenkt, mein Vater hatte meiner Mutter ein Bügeleisen geschenkt, meine Mutter hatte uns sogar noch einen Hund gekauft, um meinen Vater zu ärgern; einmal hatte ich nachts sogar heimlich gehört, wie mein Vater meiner Mutter drohte, sie rauszuschmeißen, und meine Mutter war danach wiedergekommen mit einem Eimer Wasser, den sie über den Computer meines Vaters schüttete, der sehr teuer und wertvoll war und auf dem all die genialen Programme, die mein Vater erfunden hatte, gespeichert waren. Du rumänischer Jude!, hatte sie dabei gerufen, du hast mein Leben zerstört!, und mein Vater hatte ihr den leeren Eimer aus der Hand geschlagen und sie an den Handgelenken festgehalten, um sie dann wieder loszulassen und ihr eine zu schmieren, und meine Mutter rief: Aua, du Wichser!, und dann sahen sie mich plötzlich, denn ich war aus dem Bett aufgestanden und starrte sie an, und dann wurden sie verlegen und beruhigten sich, und meine Mutter holte Handtücher, und mein Vater sagte, dass der Computer bestimmt noch gehe, er habe ein ganz solides Gehäuse.

Ich sagte nichts, wenn mein Vater zu mir an das Bett kam. Ich sorge vor für euch, sagte er dann, um mich zu trösten. Mit dir kann man reden wie mit einer Erwachsenen, sagte er. (Ich war acht.) Eines Tages sind wir Millionäre, Timna, sagte er. Dann rechnete er unseren Besitz zusammen: Das Penthouse war damals eine halbe Million wert, aber mein Vater vergaß in seiner Rechnung die Hypothek, die wir aufgenommen hatten. Er addierte weitere Werte: Der rumänische Staat würde uns einst entschädigen, spätestens, wenn Rumänien in die Europäische Gemeinschaft wollte. Mindestens zweihunderttausend sei das Fabrikgelände wert, das die Kommunisten uns (er sagte *uns*, aber all das war viele Jahre vor meiner Geburt passiert, und ich begriff damals nicht so recht, woher mein Vater eigentlich kam) weggenommen hatten. Die kleine siebenbürgische Villa rechnete mein Vater auch dazu, außerdem noch: unseren Jeep Cherokee, unseren alten Subaru, vierzehn Krugerrand-Münzen (die *eiserne Reserve,* wie er sagte, falls wir mal wieder deportiert würden), ein Rosenthal-Service und Mamas Pelzmäntel. Ottos Rechnung war gleichermaßen tröstlich wie langweilig, und er rechnete sie mir oft vor. Manchmal musste ich ihn an Posten erinnern, die er vergessen hatte. Nachdem wir zu Ende gerechnet hatten, schlief ich immer beruhigt ein.

Auch als ich schon längst allein wohnte, aber immer noch

jung genug war, um existenzielle Angst spüren zu können, griff ich auf Ottos einschläfernde Wirkung zurück, wenn mich meine Geldsorgen, meine Versagensängste oder einfach die Panik vor dem Nichteinschlafenkönnen zu erdrücken drohten. Dann rief ich ihn an, und mein Vater freute sich über diese Anrufe, selbst wenn ich ihn aufweckte. Mit den Jahren wurde er langsamer, manchmal musste ich lange warten, bis er aufgewacht, auf die Seite gerollt, aus dem Bett gestiegen und zum Telefon gegangen war. Papa, wie viel Geld haben wir eigentlich, fragte ich dann matt. Mein Vater begann seine Aufzählung, die sich im Laufe der Zeit natürlich geändert hatte. (Wir hatten nun kein Penthouse mehr, sondern nur noch eine Dreizimmerwohnung, die sich dafür aber notfalls rasch verkaufen ließe, das Rosenthal-Service war ganz hinfällig, nachdem meine Mutter die goldumrandeten Tässchen, die sich auf der Handfläche wie kalte Küken anfühlten, in die Spülmaschine gesteckt hatte, weil sie beschlossen hatte, dass nach dem Auszug meines Vaters in ihrem Haushalt kein Gegenstand mehr geschont werden sollte; wir hatten auch ganz andere Autos; nur die Krugerrands, die hatten wir noch.) Nachdem ich mich beruhigt hatte, sagte ich, danke Papa, jetzt kann ich schlafen, und er sagte, schlaf gut, mein Kind, du kannst mich immer wecken, wenn du dich sorgst um deine Zukunft, egal wie spät es ist.

12

Moralische Erziehung

Mein Vater hatte sich einen deutschen Pass besorgt und die israelische Staatsbürgerschaft aufgegeben, nachdem die Jerusalemer Behörden begonnen hatten, ihm Briefe zu schreiben und ihn aufzufordern, die Sozialversicherung zu bezahlen. Die wollen mein Geld!, sagte mein Vater. Dann schickte er seinen israelischen Pass an das Konsulat.

Wenn wir mit der Familie nach Israel flogen und die Leute an der Grenze fragten, wieso wir keine israelischen Pässe hätten, sagte mein Vater: Zu teuer!, und die Grenzbeamten lachten, weil sie dachten, dass mein Vater mit ihnen scherzte.

Mein Vater war jetzt Deutscher. Sein Verhältnis zum deutschen Staat war nicht immer vorbildlich. Er bemühte sich, wo er konnte, rote Ampeln zu überfahren (und wenn er das tat und ich mich fürchterlich erschreckte, dann sagte er, Timna, mein Kind, keine Sorge, ich *kann* Auto fahren, und diese Ampeln sind *Scheißantisemitism*, die auf Rot schalten, wenn ein Jude in einem billigen Auto kommt!). Er stahl Sperrmüll und gefährdete damit mehr als einmal ernsthaft seinen Beamtenstatus; er hinterzog Steuern. Man darf alles, Timna, sagte er, man darf sich nur nicht erwischen lassen!

Ich fand diesen Gedanken legitim. Wären die Deutschen nicht einfach Nazis geworden, säßen Babi und ich nun wohl in einer Industriellenvilla in Siebenbürgen und übten Chopin-Etüden an einem richtigen Flügel. Vielleicht hätten wir sogar Ballett gelernt und wären so Frauen mit Hochsteckfrisuren geworden, die auf Fotos immer die Beine überschlagen und ihr Kinn auf die Handfläche stützen.

Man darf alles, dachten Babi und ich immer.

Wir klauten, seit wir Kinder waren. Als Teenager gingen wir mehrmals wöchentlich ins Einkaufszentrum und steckten uns Wimperntusche und Lippenstifte in die Schuhe. Wir wurden nie erwischt und auch nie verdächtigt. Von unserem Vater hatten wir gelernt, keine Angst zu haben vor verbotenen Dingen; von unserer Mutter hatten wir den harmlosen, unbeteiligten Blick übernommen, den sie sich angewöhnt hatte, wenn wir gerade in dem Moment in die Küche kamen, in der sie ihre fast leeren Flaschen im Putzmittelschränkchen unter der Spüle verstaute.

Wir gingen wie Katzen durch den Kaufhof, aufmerksam und gelangweilt zugleich, und wir schauten dabei wie Putten. Wenn wir Artikel in unseren Hosenbeinen stecken hatten, von denen wir nicht wussten, ob sie alarmgesichert waren, gingen wir erst durch die Schranke, während andere Jugendliche auch den Laden verließen: Wir wussten, dass der Kaufhausdetektiv sie und nicht uns aufhalten würde. Wenn wir unserer Mutter von unseren Raubzügen erzählten und ihr dann die Kleider und die Wimperntuschen zeigten, die wir erbeutet hatten, schimpfte sie uns erst aus, und dann bat sie uns nach kurzer Bedenkzeit, ihr nächstes Mal einen Lippenstift von Estée Lauder mitzubringen, Farbe: Koralle.

Später, als meine Mutter schon nicht mehr einkaufen gehen konnte, klaute ich ganze Delikatessenläden für sie leer. Ich dachte, sie solle es noch einmal gut haben, und kochte Trüffelrisotto und Crevetten, ich stahl Edelschimmelkäse in der Feinkostabteilung und seltene Speiseöle. Einige Jahre danach brachten Babi und ich Tann bei, wie man komfortabel lebt, und lehrten ihn die besten Techniken. Wir gingen in den Supermarkt und schoben mit den Füßen ganze Tüten voll Essen unter dem Kassenband, während wir darauf warteten, dass der Kassierer ein Bund Karotten und zwei Paprika abkassierte. Im Bioladen tranken wir alle teuren Säfte leer und ließen die Verpackungen in den Metallregalen verschwinden. Tann verwickelte in den Elektronikgeschäften drei Verkäufer gleichzeitig in merkwürdige und komplizierte Gespräche, er fragte, woher die Rohstoffe kämen und ob es vielleicht eine Möglichkeit gäbe, den Fernseher mit seinem alten Nokia-Handy zu verbinden, während Babi und ich zwanzig Paar Kopfhörer einsteckten. Einmal kauften wir uns einen Fernseher, dann gingen wir mit dem Kassenzettel zurück in den Laden, nahmen uns den gleichen Fernseher aus dem Regal und sagten, wir hätten uns geirrt, wir müssten diesen Fernseher leider zurückgeben. Dann bekamen wir unser Geld wieder und hatten einen Fernseher, den wir am gleichen Tag verkauften.

13

Die schöne Bitte

Mit den Jahren hatte Otto ein neues Mittel gefunden, uns gegenüber seinen Willen durchzusetzen: die schöne Bitte.

Die schöne Bitte war eine Art getarnter Befehl und funktionierte so: Erst bat Otto, dann bat er noch einmal, und schließlich klagte er in wehleidigem Ton darüber, dass er uns so schön gebeten hatte, und trotzdem hätten wir einfach ignoriert seine schöne Bitte!

Eine Sache, um die er uns tatsächlich sehr lange schön gebeten hat, war die nach einem Buch, das über unsere Familie geschrieben werden sollte.

Früher, als mein Vater noch ein ganz normaler Pensionär gewesen war und wir noch nicht täglich um sein Leben bangen mussten, hatte er uns höchstens alle paar Monate daran erinnert, wie schade es sei, dass sich bald niemand mehr an unsere wunderschöne Familiengeschichte würde erinnern können. Meine Töchter, sagte er dann ganz plötzlich, aber sehr feierlich, während wir beispielsweise im türkischen Imbiss saßen und versuchten, die blassen gewürfelten Tomatenstücke mit dem Zeigefinger auf die Gabel zu schieben, mein Otata war ein Mann mit einem ganz langen Bart, der hat immer geraucht, nur am Shabbat nicht! Und wenn wir dann nicht reagierten, bestellte er sich noch ein Pitabrot, und als der Kellner es brachte, rief er ihm zu, diese Kinder sind ein Fluch! Sie interessieren sich für gar nichts! Dann aß er wütend seinen Teller leer und ließ uns ein paar Monate in Ruhe. Seit seiner Heimkehr ins Reihenhaus war er aus irgendwelchen Gründen davon überzeugt, seine Geschichte müsse aufgeschrieben werden und, so wie seine Bücher über die *untergegangene Welt,* in seinem Buchregal und in allen Buchregalen jener, die richtige *Menschen!* waren, stehen.

Und natürlich hatte mein Vater den Plan gefasst, uns diese Bürde aufzuerlegen.

Um seine Erfolgsaussichten zu verdoppeln, beschloss er, Babi und mich gleichzeitig zu bitten, und so kam es, dass wir sehr schön gebeten wurden, während wir gerade auf seiner grauen unbequemen Couch lagen und das Remake von *Familienduell* sahen.

Er schlich sich, wie immer völlig lautlos, an uns heran und erschreckte uns mit der Bitte. Nicht der Inhalt der Bitte versetzte uns in Schrecken (seltsame Bitten waren wir gewöhnt), sondern die Art, wie er bat. Otto musste schon eine ganze Weile neben uns gestanden und Luft geholt haben; seine Stimme war ungewöhnlich laut und tief. Er hatte die Bitte wohl schon vorformuliert in seinem Kopf, denn er machte nur einen Grammatikfehler. Vielleicht hatte er seinen Text sogar mit seinen Zeigefingern abwechselnd über die Tastatur holpernd in sein *Microsoft Word 1997* eingetippt und dann mehrfach mit dem Nadeldrucker ausgedruckt. (Solche Zettel fand ich ständig in seinem Arbeitszimmer, Otto liebte es, sich Gedankenstützen abzutippen und auszudrucken und auf dem Schreibtisch zu verstreuen.)

Er sagte: Meine Kinder, ich habe in mir so viele schöne Erinnerungen, die ich euch bitte aufzuschreiben, bitte lasst unsere schöne Familiengeschichte nicht gelangen in Vergessenheit! Wer wird sich einmal erinnern an meine Familie, meine Länder und meine Abenteuer!

Babi schlug ihm die Bitte gleich lachend ab und sagte, Papa, das ist eine echt beknackte Idee. Sie hatte ihren Blick nicht einmal vom Fernseher abgewendet und fuhr damit fort aufzuzählen, was einhundert Leute geantwortet haben könnten, als man sie nach einem Ort mit C befragte. Otto bekam einen ganz ärgerlichen Gesichtsausdruck, seine Augenbrauen wurden zu einem wütenden Dreieck, und er rief, Timna, deine Schwester ist ein Idiot!, sie schaut diesen Ku-atsch anstatt sich zu kümmern um die Familie!, dann stützte er sich mit den Händen auf die Sofakante, hob eine Hand, tänzelte mit gebeugten Knien um die andere Hand und ließ sich neben mich fallen.

Ich sagte, Otto, was willst du? Otto legte seine Hände auf meine Hände und sah mir ins Gesicht, als würde er nach den Erbmerkmalen suchen, die mich als würdige Chronistin der Familiengeschichte auswiesen. Offensichtlich fand er sie, denn er sagte: Timna, die Geschichte unserer Familie ist so herrlich! Wie Otata am Bahnsteig spielte mit einem kleinen Mädchen! Und das kleine Mädchen heiratete er dann! Und die Scheißkommunisten wollten ihm brechen das Kreuz! Timna, verstehst du, das ist alles weg, wenn du es nicht aufschreibst! Timna, wieso schreibst du nicht einen Roman über unsere Familie?

Otto, sagte ich (genau genommen sagte ich erst, Babi, mach doch mal den Fernseher leiser), schreib doch deinen eigenen Roman, du bist Pensionist, und du hast ein Laptop von Samsung und einen alten Schädel voller Geschichten. Du brauchst mich doch gar nicht. Mein Kind, sagte er, ich kann nicht gut schreiben, ich bin ein technischer Kopf, ich habe keine Geduld für so was, und Zeit habe ich auch nicht. (Dabei deutete er auf seine Ordner, die beschriftet waren mit URSULA, das war meine Mutter, oder ROBERT, das war mein Onkel, mit dem sich mein Vater seit fünfzehn Jahren um Omamas Erbe stritt; einen Ordner namens RUMÄNIEN GRUNDSTÜCK gab es auch. Mein Vater verbrachte seit seiner Pensionierung etwa ein Drittel seiner Zeit mit Tätigkeiten, die auf die eine oder andere Art mit diesen Ordnern zusammenhingen.) Er sah mich drohend an. Sonst wirst du das bereuen!, sagte dieser Blick, und das war ein Satz, den mein Vater früher gern zu mir gesagt hatte.

Ich hatte natürlich nicht die geringste Lust, irgendetwas aufzuschreiben, darum wehrte ich mich weiter und sagte: Aber hat Raviv nicht sowieso schon irgendwas geschrieben über unsere Familie? Otto sagte: Timna, dein Cousin Raviv ist ein Idiot wie sein Vater auch (damit meinte er seinen Bruder Robert, s. o.). Raviv hat einen Ursprungsbaum gemalt oder wie das heißt, sagte er. Und Raviv sitzt in Israel, der versteht von diesen Dingen nichts, der weiß nicht mal, wie ein Kirschbaum aussieht!

Otto ließ nicht nach, er hörte nicht auf, mich weiter schön zu bitten. Die Zeit renne ihm davon, und keiner wisse, wie viel davon der liebe Gott ihm noch überantworten würde, dass es ein Wunder und ein Phänomen sei, dass er überhaupt noch lebte, im Kopf noch ganz da sei, dass er aber Gott behüte ein Alzheimer kriegen könnte, wie der Mann seiner Cousine Olga, der sich binnen zwei Wochen an seine eigene Adresse nicht mehr erinnern konnte.

Als ich immer noch nicht reagierte, argumentierte mein Vater weiter, ich spräche so schön Deutsch, und ich könne so schnell mit fünf oder sechs Fingern tippen, und überhaupt hätte ich gerade schon ein Buch fertig geschrieben, für das ich drei Jahre lang von einer Stiftung zwölfhundert Euro monatlich auf mein Konto überwiesen bekommen habe; wir müssten die *ganze* Geschichte kennen, und schließlich sei er *schwer krank*. Dann sagte er, mein ganzes Regal sei voll mit solchen Büchern, ich müsse doch wissen, wie das ginge, und dann sagte er, nur der Gedanke an seine Geschichte gebe ihm noch *Lebenswert*. Und schließlich dachte ich, der arme alte Mann, vielleicht ist das sein letzter Wunsch, und wenn ich ihm diesen nicht erfülle, würde ich vor Gram vergehen, und um ein wenig Zeit zu gewinnen, sagte ich: Ich denke darüber nach, Otto, in den nächsten Tagen sage ich dir Bescheid. Das war ein großer Fehler.

Abends im Bett schrieb ich Raviv auf Whatsapp und fragte ihn nach dem Stammbaum, und Raviv schrieb sofort zurück, er hätte in der sechsten Klasse einen gezeichnet, aber aus ihm gingen auch nur die Namen unserer Großeltern hervor, das hatte für einen Sechstklässler schon genügt.

Er war mittlerweile achtunddreißig.

Ich war verzweifelt.

Auf Raviv konnte ich es also auch nicht schieben.

*

Schwer zu sagen, was passiert wäre, wenn mir nicht am Montag darauf mein Professor mitgeteilt hätte, dass mein sogenannter Arbeitseifer sich bisher nur äußerst schwach entwickelt habe und er mir daher nahelege, mich besser nach einer anderen Stelle umzusehen. Daraufhin war ich nach Hause gegangen und nicht wiedergekommen. Ein paar Wochen später schickte mir die Universität einen Aufhebungsvertrag, den ich gleichgültig unterzeichnete und ohne Briefmarke zurücksandte.

Jetzt hatte ich Zeit.

Ich überlegte ein paar Tage, während deren ich vor allem den Fluss erst hinab- und dann wieder hinauflief, ob ich nun traurig oder froh sein sollte; an einem Dienstagnachmittag zeigte ich der Nachbarstochter die Kaninchen im Zoogeschäft, danach kauften wir auf dem Markt Schlangengurken und Mangold, und am Abend kochte ich für Tann ein aufwendiges Menü und empfing ihn, als er von der Bibliothek zurückkam, tatsächlich mit einer Schürze bekleidet, dann servierte ich ihm auf meinem Couchtisch, auf dem es sich nur schwer essen ließ, Salate und Aufläufe und persische Reisgerichte.

Ich putzte die Fugen in meinem Badezimmer, ich ging zur Maniküre, ich lernte, verschiedene Kohlsorten zu unterscheiden. So verbrachte ich diese Woche. Es waren die ersten Tage seit vielen Jahren, an denen ich nicht darüber nachdenken musste, wie viele Engel auf eine Nadelspitze passten oder Ähnliches. Ich dachte nur noch solche Dinge wie: Ist diese Aubergine frisch?

Am Ende dieser Woche kam ich zu dem Entschluss, dass es mir wirklich egal war, dass man mich hinausgeworfen hatte, und ich kaufte mir von meinem ersten Arbeitslosengeld eine Monatskarte für den Bus, der zu Otto fuhr, um meine Tage bei ihm zu verbringen und seine Geschichte zu schreiben und mir anzuhören, was er über unsere wunderschöne Familie zu erzählen hatte.

⋆

Ich hatte so meine Zweifel daran, dass mein Vater sich mit seiner letzten großen Bitte selbst einen Gefallen getan hatte. Damit das klar ist: Die Geschichte unserer Familie war kein Epos vom Suchen, Verlorengehen und Wiederfinden, an dessen Ende eine brave rotbäckige Familie die Ellbogen auf den Küchentisch stützte und zuversichtlich in die Zukunft blickte. (Ich glaube, so sah mein Vater uns.)

Unsere Familie war eher ein Klumpen Geschichten. Wäre man weniger wohlmeinend, hätte man sagen können: Unsere Familie war ein Rattenkönig aus Geschichten, eine größere Anzahl räudiger Nagetiere, deren nackte Schwänze sich verheddert hatten und nun untrennbar miteinander verwachsen waren; Ratten, die alle in unterschiedliche Richtungen wollten und sich letztlich überhaupt nicht von der Stelle rühren konnten, einige waren bei der Bemühung, dem allen zu entkommen, krepiert, andere lebten noch, hatten resigniert und blieben für immer mit ihren Schwänzen an das Knäuel, das Familie heißt, gebunden. Sämtliche Geschichten hingen miteinander zusammen, und Ottos Geschichte war für uns schon immer so wirklich, als hätten wir sie miterlebt. Das Dumme an den Geschichten war, dass sie fast alle schlimm endeten. Sicher, Otto war jedes Mal mit dem Leben davongekommen, aber ich war mir nicht sicher, ob das nun eine gute oder eine schlechte Sache gewesen war. Fest stand: Dieser Familie konnte man nicht entkommen.

Ich war von uns Schwestern diejenige, die sich am meisten für Ottos Geschichten interessierte. Ich hatte ihn auch früher oft nach seinen Geschichten gefragt und nachdem ich älter wurde und aufhörte, alles zu glauben, was mein Vater zu wissen meinte, immer öfter nachgelesen, ob Ottos Geschichte wirklich die Vergangenheit oder nur Ottos Vergangenheit war. Ich verglich das, was Otto sagte, mit dem, was in meinen Büchern stand. Vieles von dem, was er sagte, war einfach falsch. Manchmal hatte ich den Eindruck, mein Vater brachte nicht nur Jahreszahlen durcheinander, sein Kopf gebar listige und schwerreiche Ahnen, er erfand ganze Gebirgsketten in den Karpaten. Wenn ich sagte, Otto, das kann nicht sein, sagte er: Aber so war es! Für ihn war alles, was er sagte, richtig. Aber so war es, Timna!, rief er dann. Du kannst dich auf den Kopf stellen, und so war es trotzdem!

Vielleicht lag das Problem darin: Otto sagte, er könne zum Beispiel von Rumänien nur *romanciert* erzählen. Er erzählte, wie alle Siebenbürger und alle Siebenbürger Juden, alles immer romanciert. Er konnte Gegebenheiten, wie alle Siebenbürger, nicht einfach aneinanderreihen und versuchen, Wichtiges von Unwichtigem zu trennen. Es war Aufgabe seiner Zuhörer, Ordnung in seine Erzählungen zu bringen. Mein Vater sagte: Ich rede hin, ich rede her, so ist das bei uns!

Er verlor beim Erzählen die Fährte, er begann in der Villa in Kronstadt und endete in tausend Kleinigkeiten, die keine Geschichte ergaben, er sprach plötzlich von Infanteristen mit sieben Zwillingen und von Frauen mit grauem Blick, er übersprang einfach Jahrzehnte und dekonstruierte jede Chronik, und seine schönen Augen wurden beim Erzählen noch dunkler, und ich sagte, erzähl, erzähl weiter, aber, obwohl ich seine Geschichte schreiben sollte und deswegen nach Trudering gekommen war, hatte er plötzlich keine Lust mehr, oder er wurde müde. Otto, erzähl mir von den Schattenmorellen im Garten, wenn sie blühen!, rief ich, und ich dachte an Proust und seine bescheuerten Madeleines und fragte mich, ob ich Otto vielleicht lieber einen Lindenblütentee statt einer Magnesium-Brausetablette hätte servieren sollen.

Je nachdem, wie es ihm ging, saß ich mit ihm auf seinem kleinen durchgesessenen Ikea-Sofa oder im Schneidersitz auf der Seite des Doppelbettes, über die kein wasserabweisender Matratzenschoner gezogen war, streckte den Rücken durch, legte den Kopf schief und zwinkerte zweimal.

Draußen donnerte es, und mein Vater sagte: Weißt du, was das ist? Ich sagte: Ein Gewitter. Mein Vater gähnte und sagte: Natürlich ist das ein Gewitter, du Dummkopf.

Ich frage, woher dieses Gewitter kommt! Und ich antwortete: Die Wolken reiben sich aneinander? Mein Vater sagte: Das ist wahr, aber nicht wahr. Dann erzählte er mir von der Geschwindigkeit des Blitzes und der Geschwindigkeit des Donners. Dabei sagte er: Meter pro Sekunde! Und: Kilometer pro Sekunde! Das kannst du dir gar nicht vorstellen! Du kannst dir so vieles nicht vorstellen! Das mit meinem Leben, das kannst du dir auch nicht vorstellen!

Erzähl von deinem Leben, Otto, sagte ich, und er hob tatsächlich dazu an, und ich nahm mit meinem Handy alles auf. Otto begann mit dem Kindermädchen (Wir waren ja reich, Timna!, Wir waren ja Kapitalisten!) und seinen weißen sauberen Händen; er erzählte davon, wie Omama ihm gezeigt hat, wie man seitlich an den Fingerkuppen entlangstreicht, tausendmal am Tag, damit man schöne Fingernägel bekommt; erzähl!, rief ich, das ist interessant, aber mein Vater hatte keine Lust mehr, Kosmetiktipps aus den 1920er-Jahren mit mir zu teilen, er begann lieber wieder woanders, er berichtete mir von der Umerziehungsanstalt ganz in der Nähe seines Elternhauses. Dort mussten die Prostituierten lernen, wie man Traktor fährt!, schrie er: Wir haben ein Loch gebohrt und ihnen zugeschaut, wie sie Kommunistinnen wurden! Und beim Duschen haben wir ihnen auch zugeschaut! Und dann sind sie auf den Traktor Traktorowitsch gestiegen und haben die Maisfelder gepflügt! So war es, Timna, die Kommunisten waren so blöd! Und ich rief verzückt, erzähl, erzähl, erzähl mehr! Omama und Ottata, sagte er, und er erzählte jetzt etwas ganz anderes, nämlich, dass unser Großvater ihm vor all seinen Freunden eine runtergehauen hatte, als er schon einundzwanzig war, denn mit einundzwanzig hatte er sich nicht herumzutreiben, sondern um acht zu Hause zu sein, auf dass die Securitate ihn nicht mitnahm, wie sie das bei unserem Großvater ein paar Mal getan hatte, der jedes Mal ganz leise und ganz lila vor lauter Blutergüssen nach Hause zurückgekehrt war. Armer Otata!, rief er.

Und dann hatte mein Vater mich schon längst abgehängt, und er kam plötzlich von dem Verdeck des Ladas, das immer geklemmt hat, aber was für ein Motor, Timna, was für eine Maschine! Und als ich fragen wollte, ob das ein Viertaktmotor war, erzählte mein Vater mir schon, dass es bei Lidl jetzt Hanutas gab, die viel besser und billiger wären als das Original: SONDEY Carré Milch-Haselnuss. Timna, willst du eins?

Otto erzählte, ich fragte, ich nahm auf, und dann erstarb die Erzählung oder begann wieder dort, wo wir längst gewesen waren. Ich versuchte, Otto wieder zu einer Stelle zu locken, die mich interessierte, aber nach einer kurzen Weile ertappte ich mich dabei, dass mich kaum etwas so richtig interessierte, denn die guten Geschichten, die Geschichten von Liebe, Krankheit und Tod, kannte ich fast alle schon lange.

Meine Gedanken lösten sich vom Gespräch und wanderten in Ottos Schlafzimmer umher, sie fragten sich, wann zuletzt die Bettwäsche gewechselt worden war und ob im Keller noch Gardinenmittel stand; meine Gedanken überschlugen, wie viel Mal jünger als Otto ich war (2,666 Mal), sie rechneten nach, wie oft Otto in seinem Leben wohl beim Zahnarzt gewesen war. Wenn ich gähnend nachfragte, verstand Otto entweder meine Frage nicht oder rief aufgebracht, Timna, du hörst nicht richtig zu! Dann lächelte ich und sagte, doch, doch, Papa, und nahm mir vor, spätestens am folgenden Tag alle Aufnahmen abzuhören und abzutippen.

*

Als ich nach den ersten Treffen anfangen wollte, unsere Familiengeschichte aufzuschreiben (wenigstens zwanzig oder dreißig Seiten; mit goldgeprägtem Titel und eingebunden in gutes Plastik, nicht unähnlich den Doktorarbeiten, die meinem Vater früher auf seinen Schreibtisch gelegt worden waren, würde ja vielleicht schon genügen), bemerkte ich schnell, dass ich zwar viel von den ockerfarbenen Villen in Kronstadt und den sie wie Bittsteller fordernd umkreisenden Obstbäumen wusste, aber absolut keine Ahnung hatte, wie man aus alldem eine schöne zusammenhängende Geschichte machen sollte. Ich musste das Chaos ordnen, ich musste die Ereignisse sortieren und alles, was je passiert war, in eine Reihenfolge bringen.

Außer Frage stand, dass in der *untergegangenen Welt* alles sehr traurig und sehr schlicht gewesen war, die Welt schwarz-weiß und das Wetter meist schlecht (im Schtetl schien nie die Sonne) und die Leute sich an den Mauern entlangdrückten, um schnell, schnell zu irgendeinem Familienmitglied zu gelangen, das wegen irgendeiner Infektionskrankheit im Sterben lag. Wie alle religiösen Juden liefen auch meine Familienmitglieder immer so schnell, wie es ging, sie kannten kein normales Tempo, sie wussten nicht, was Schlendern bedeutet.

Die Leute ganz früher hatten viele Sorgen, viele Kinder (nur zwei davon wurden älter als acht) und kein Internet. Sie waren gottesfürchtig und lachten nie; sie fanden es höchstens lustig, wenn jemand auf der Straße auf einem Stück glitschigen Darm ausrutschte (denn Bananen gab es noch nicht, und Innereien lagen überall herum), dann schmunzelten sie gutmütig. Ob keiner von ihnen uns etwas zu sagen hatte? Es gab in unserer Familie keine Briefe oder Tagebücher vergangener Generationen, es gab nur ein paar Geschäftsunterlagen und Fotos, auf denen die Frauen ein bisschen verschämt wie Lady Di den Mund verziehen und auf denen die Männer so steif stehen, als steckte zwischen Hut und Hosenbund, das ganze graue Sakko entlang, ein Stock. Und es gab außer diesen Fotos das, woran Otto sich erinnerte.

Mein Großvater war ein Ostjude gewesen, dessen Familie wie hunderttausend andere Familien kurz nach Ausbruch des Ersten Weltkrieges vor Pogromen aus seinem an den Rand Galiziens angeklebten Schtetl floh. Der Großvater meines Vaters kam aus einer Stadt, in der außer dem Mann von der Feuerwehr, dem Bürgermeister und dem Polizisten alle Bewohner Juden waren, und aus diesem Ort flohen also die Meinen, und sie wollten nach Wien gelangen, einer Stadt, die um die Jahrhundertwende so populär geworden war, dass dort manche Leute ihre Betten an Schichtarbeiter vermieten mussten, manchmal sogar an zwei solcher Bettgeher, von denen jeder dann acht Stunden im Bett bleiben durfte, sodass die Strohmatratzen und die Federdecken der Stadt niemals erkalteten.

Vor allem aber gab es, so dachten meine Vorfahren, in Wien viele Juden und viele zivilisierte Christen und keine mordenden Kosaken (Schweinehunde von Kosaken! Sie sind gegangen und haben umgebracht die guten Juden, einfach aus Spaß!, rief Otto). Der Bürgermeister Wiens dieser Zeit war ein Mann mit einem prächtigen Schnauzbart und einem zornigen Blick, den Hitler später den gewaltigsten deutschen Bürgermeister aller Zeiten nennen sollte, aber das wussten meine Urgroßeltern ja noch nicht.

Am Bahnhof in Ciceu musste man umsteigen, um nach Wien zu gelangen. An dieser Stelle, mit *Ciceu* und mit *Bahnhof,* begann Ottos allerliebste Geschichte, eine Geschichte, die er uns immer wieder erzählt hatte, seit wir Kinder waren: Meine kleine Ostjudenfamilie verpasste dort den Anschluss und stand ratlos am Gleis, die Urgroßeltern, die Kinder, die sich stets wie Orgelpfeifen der Größe nach geordnet aufstellten, vier Koffer aus Pappe und sechzehn Bündel mit dem Nötigsten: Bettwäsche aus der Aussteuer, religiöse Utensilien, Gläser mit eingekochten Rüben und Shabbatkleider. Mein Großvater sah ein kleines Mädchen am Bahnsteig, das sich etwas zu sicher zwischen den wartenden Reisenden bewegte, um zu ihnen zu gehören. Er entfernte sich von den Seinen, krempelte die schon etwas fadenscheinigen Ärmel seines Mantels hoch, schnipste mit den Fingern, versteckte sich hinter einer Informationstafel, schaute hinter der Tafel hervor und riss die Augen auf, bis das kleine Mädchen lachte, dann lockte er es zu sich und nahm es an den Händen und wirbelte es im Kreis. Der Stationsvorsteher kam aus seinem Häuschen, rief seine Tochter, Tova, Tova, geh, lass die Leute in Ruh, und das Mädchen löste sich von meinem Großvater und lief zu seinem Vater. Mein Großvater fragte den Stationsvorsteher, ob es heute noch einen Zug nach Wien, also in die fabelhafteste aller Städte, gäbe, und dieser verneinte. Mein Großvater ließ die Schultern hängen und wollte schon zu seiner Familie gehen, um ihr die schlechte Nachricht zu überbringen, doch das Schaffnerlein sah meinen Großvater an und dann sah es zu meinem Urgroßvater und sah den langen Bart und das müde, einfältige Gesicht meiner Urgroßmutter und fragte, ihr seid Juden? Und mein Großvater, sagte, ganz leise, wie er es gewohnt war, ja, wir sind Juden, und der Mann sagte, so erzählte es mir mein Vater, ich mach euch Platz, dass ihr schlafen könnt. Der Mann hieß Havas, das war ein ungarischer Name, den er angenommen hatte, damit das Jüdische nicht auffiel, erzählte mein Vater.

Otto hatte sogar seinen Namen der patriotischen Gesinnung seines Vaters zu verdanken. Mein Großvater hatte, wie fast alle Juden, die Habsburger und ihre Monarchie verehrt, und sein ganzes Leben bemühte er sich, wie ein richtiger Österreicher zu leben: Er kämpfte wie ein Österreicher, er sprach wie ein Österreicher (mit einem jiddischen Akzent, den außer ihm jeder hörte – so schön hat der arme Otata gesprochen!, rief mein Vater und bekam glänzende Augen), er wollte so wohlhabend und gemütlich und mannhaft sein wie die kräftigen Bürger Cisleithaniens, er war ein unverbesserlicher Assimilant. Otata, sagte mein Vater, ging dank Wien mit geradem Rücken und nicht mehr gebeugt. Otata war ein stolzer Österreicher!

Kurz nachdem meine großväterliche Familie in Wien angekommen war, rückte auch der Krieg nach: Jemand hatte die Idee, meinen kaum siebzehnjährigen Großvater in die hellblaue Uniform der österreichischen Gebirgstruppe zu stecken, ihm eine Pelerine und Kniehosen in die Hand zu drücken und ihm ein Edelweiß an den Kragen zu heften, denn es war die Zeit, in der man auch die Judenbengel, wie der Bürgermeister sagte, an die Front schickte.

Otata war im Ersten Weltkrieg vier Jahre neben Nova Gorica auf einem Berg gesessen und hat in die Luft geschossen und gewartet, bis die auf dem benachbarten Gipfel stationierten Männer in italienischen Uniformen auch in die Luft schossen, so ging das Ritual. Mein Großvater kehrte, wie später mein Vater mehrmals auch, körperlich unversehrt aus dem Krieg zurück und begann damit, sich eine Existenz aufzubauen, wie man sagt. Selbst als mein Großvater beschloss, Wien zu verlassen und nach Siebenbürgen zu gehen, blieb er Österreicher (er hat solche ganz feinen Zigarren geraucht!, sagte mein Vater). Er eröffnete ein Sägewerk und gelangte durch kleine Schummeleien zu Wohlstand; er kaufte die kleine Villa und eines der ersten Autos Siebenbürgens. Später heiratete mein Großvater dann, und erst kurz vor der Hochzeit begriff man, dass das Mädchen, das mein Großvater sich ausgesucht hatte, das Mädchen mit den schwarzen Locken und den schwarzen Augen, das Ballett tanzte und Chopin spielte und beinahe wie eine echte Bürgerstochter wirkte, die kleine Tochter des Bahnhofsvorstehers war, und darüber war man so entzückt, dass man in der Lokalzeitung eine achtseitige Titelgeschichte über meine Großeltern verfasste. (So eine schöne Geschichte, so ein idealer Romanbeginn!, sagte Otto. Das ist Kitsch, und ich kann kein Ungarisch, sagte ich.)

Omama war damals fast zwanzig. Sie gab ihren ungarischen Namen auf, den ihr Vater einst ausgesucht hatte, nahm den meines Großvaters an und zog in die transsilvanische Stadt, die er sich als Wohnort ausgesucht hatte und in der mein Vater geboren werden sollte.

*

Das war sie also, die schönste, anrührendste und lehrreichste Geschichte, die meine Familie überliefert hatte. Gleichzeitig war sie leider auch eine der wenigen Geschichten mit einem Anfang und einem Höhepunkt und einem Ende und wohl die einzige, die Otto zusammenhängend zu erzählen vermochte.

Drei-, vier- oder vielleicht auch fünfmal fuhr ich zu Otto, um mich neben ihn zu setzen, ihm zuzuhören und den Aufnahmeknopf an meinem Handy zu drücken. Aber die Gespräche blieben irgendwo zwischen uns hängen wie kleine Fliegen in Spinnennetzen. Ich fragte mich, warum Otto unbedingt gewollt hatte, dass ich seine Geschichte schreibe, wo es ihm doch kaum gelang, seine Augen offen zu halten, während ich versuchte mitzuschreiben. Es schien ihm so viel Mühe abzuverlangen, längst vergessene Begebenheiten und andere Kleinigkeiten aus seinem Kopf zu holen, dass er davon müder und älter wurde. Mir fiel auf, dass Otto mich, wenn ich mich auf den Heimweg machte, immer seltener zur Tür begleitete, mich immer seltener bat, die Stirn zu seinen Lippen zu neigen, sodass er mich küssen konnte, wofür ich in die Knie gehen musste. Sein Haar war ganz fein und weiß, und wie die meisten Dinge an ihm war es durchsichtig geworden: Haare, Haut, Erinnerung.

14

Siehst du, so hält er mich

Als ich am Nachmittag nach meinem letzten vergeblichen Erinnerungstreffen mit Otto nach Hause zurückkehrte, lag Tann auf der Couch, und die Katze saß auf ihm und schnurrte. Wo kommst du her, fragte er. Von wo soll ich schon kommen, sagte ich.

Ich ging mit Jacke und Tasche in die Wohnung und fing sofort an zu reden, ohne irgendetwas auszuziehen, ich erzählte von Otto und seinen wirren Erinnerungen und ich vergaß dabei, Tann zu fragen, wieso er mit der Katze auf meiner Couch lag an einem Tag mitten in der Woche. Seine Stimme war ruhig, aber ich sah an seinen enger werdenden Augenschlitzen, dass er wütend wurde. Seit drei Stunden versuche ich, dich zu erreichen, sagte er. Und dann sagte er, dass seine Mutter einen Unfall gehabt und er im Krankenhaus niemanden erreicht habe und mich auch nicht, und dann sei er hierhergelaufen, um mich zu suchen, aber ich sei nicht hier gewesen und überhaupt sei ich nie da, wenn man mich brauche, und irgendwann habe seine Mutter selbst angerufen, und es gehe ihr eigentlich gut, aber das sei nicht der Punkt! Er fuchtelte mit seinen langen Armen in der Luft herum, sodass die Katze auf den Parkettboden sprang und aus dem Zimmer lief. He Timna, rief Tann, du bist eine Scheißfreundin! Du hast nichts zu tun und hängst den ganzen Tag mit dem alten Knacker herum und merkst gar nicht, dass er dich manipuliert, weil er keine Lust hat, alleine zu sein, dabei ist er selbst schuld, dass er alleine ist, weil er ein Ekel ist. Ich sage das nicht gerne über einen alten Juden! Aber dein Vater ist ein Terrorist und kein Opfer! Was machst du mit deinem Leben, Timna, schrie er, und dann noch: Es gibt keinen Tag ohne deinen Scheiß-Otto! Dein Otto ist ein Tyrann, und den ganzen Tag und die ganze Nacht geht er dir nach, und sein Lebenswerk wird erst vollendet sein, wenn dein Leben ganz ruiniert ist. Du hast keinen Job und kein Geld und auch keine Ahnung, was du jetzt machen sollst, Timna, sagte Tann, und das alles nur wegen deinem Vater. Wegen deinem Vater, der dir dein ganzes Leben nachschleicht, sagte er.

Tanns Tartarenaugen glühten und waren jetzt so klein, dass ich keine Iris mehr sehen konnte. Er setzte sich, dann sprang er wieder auf, danach lief er auf meinem Teppich auf und ab, als vermesse er mein kleines Zimmer.

Es ist wie bei Kafka, du wirst zum Tod durch Ertrinken verurteilt!, rief er. Ich hatte noch immer meine Jacke an und meine Tasche umgehängt; ich genierte mich, und ich wurde gering. Meine Augen wurden, im Gegensatz zu Tanns Augen, immer größer, und mein Gesicht wurde ganz mager, und ich sah auf den Boden (so war das immer). Ich wusste, dass Tann sich wieder beruhigen würde, wenn er mich so sah, und später, wenn wir uns wieder vertragen haben würden, würde er über mein lustiges trauriges Ostjudengesicht lachen, dachte ich.

Tann setzte sich wieder und sagte, nun leiser, bei Kafka sei das alles noch lustig, denn Kafka wäre in seiner Jugend ein ausgezeichneter Schwimmer gewesen, die Verurteilung zum Tod durch Ertrinken und der Sprung von der Brücke, das alles hätte ihm keine Angst eingejagt, sagte er. Bei Kafka gibt es im Moment, als der Sohn von der Brücke springt, unendlichen Verkehr über der Brücke, und Max Brod deutete diesen als emanzipatorische Ejakulation, ein Initiationsritus wie bei den Naturvölkern, eine endgültige Ablösung vom Elternhaus, sagte Tann. Aber Timna, sagte Tann, bei dir ist das nicht so, nichts löst sich, an deiner Familie bleibst du kleben, du ertrinkst wirklich. Willst du ertrinken wegen eines alten Mannes?

Ich setzte mich neben Tann und legte meine kleine Hand auf seine große Hand. Seine war kalt, und meine war warm. Ich sagte, dass es mir leidtue und dass ich wüsste, dass er recht habe, sagte ich.

Mir fiel etwas ein. Ich stand auf und ging zum Regal und blätterte in einem der Bücher, das Tann mir aus der Bibliothek seines Vaters gebracht hatte, und ich suchte einen Satz und fand ihn und las ihn vor: Siehst du, so hält er mich. So leise, nicht mit Gewalt, fast nur mit einer Erinnerung, als ob er sagte: Du warst einmal klein, und wir waren zu fünft mit den drei Hunden in einem Wohnwagen und aßen von öligem Plastikgeschirr.

Du hast echt nicht alle Tassen im Schrank, sagte Tann.

Er setzte sich zurück auf den Teppich und versuchte, die Katze wieder zu sich zu locken. Er sah mich an und schielte ein bisschen, und ich kam näher und warf meinen Mantel auf den Boden und sagte, ja, und ich gab ihm recht, und dann legte er seine große Hand um meine kleine Hand, wie einen Vogel hielt er meine Hand, dann löste er sich; schließlich holte er Tabak und drehte uns zwei dünne Zigaretten, und wir sahen dem Rauch zu, wie er zum gekippten Fenster aufstieg. Morgen kommst du mit zu meiner Mutter, sagte Tann.

*

Am nächsten Tag weckte Tann mich früh. Ich sagte, lass mich schlafen! Er sagte, keine Widerrede, du kommst mit, und ich hatte gerade genug Zeit, in meine Tasche eine Flasche Wasser und ein T-Shirt zu werfen.

Tann führte mich zu einem alten silbernen Kombi. Ich schaute ihn fragend an, und er sagte: Hat der Professor mir geliehen. Ich hatte Tann noch nie in einem Auto gesehen. Er gehörte zu den Menschen, die zwar sehr viel wussten und eine alte Armbanduhr trugen und Sachen lasen, die noch nie jemand vor ihnen gelesen hatte, aber dafür sehr unpraktisch waren (er arbeitete an der Edition eines Briefwechsels irgendwelcher russischer Kosmisten, die, wenn überhaupt, vielleicht ein kleiner Verlag veröffentlichen würde, und entzifferte den ganzen Tag kryptische handschriftliche Notizen). Zu Tann hätte eine Schlagbohrmaschine jedenfalls so wenig gepasst wie zu meinem Vater ein Literaturlexikon. Wäre Tann ein Mann der Renaissance gewesen, hätte man ihn wie einen Gelehrten in einer Pelzjacke, mit einem Schädel und vielen Büchern porträtiert. Ich konnte mir schlecht vorstellen, wie Tann, der plötzlich nach einer mir nie verständlich werdenden Choreografie beginnen konnte, erst zu schreien, dann mit seinen langen Armen durch die Luft zu rudern und schließlich irgendwelche Gegenstände, die er aus meinen Regalen pflückte, durch meine Wohnküche zu werfen, ein Personenkraftfahrzeug steuern sollte.

Ich sagte: Sicher? Er sagte: Du wirst schon sehen, ich komme vom Land, und da kann jeder fahren.

Und wirklich fuhr Tann in der Stadt sehr vorsichtig, vielleicht übervorsichtig steuerte er das große Auto durch meine kleine Straße und Baustellenverengungen; aber als wir auf die Landstraße kamen, rief ich, langsam, langsam, du fährst schlimmer als mein Vater!, weil die leeren Colaflaschen durch das Auto wirbelten und mir von den Kurven, die Tann so schnell nahm, dass der Wagen ein paarmal nur auf den zwei rechten Rädern fuhr, schon der Nacken schmerzte.

Wir fuhren durch einen Landstrich, Dorf, Kirche, Maisfeld, der bis vor wenigen Jahrzehnten noch ganz arm gewesen war. Uns war kalt, denn wir fuhren mit offenen Fenstern, damit wir rauchen konnten. Was machen die Menschen, die in diesen Dörfern wohnen, die aus ein paar gelben Neubauten, einem alten Bauernhof und einem Schlachthof bestehen, fragte ich Tann. Timna, ungefähr das, was du nach der Schule gemacht hast: Sie kommen von der Arbeit heim und schauen fern, antwortete er. Im Dunkeln sieht man es aus jedem Haus flimmern. Schau, sagte Tann, das ist neu, sie müssen sich nicht mehr auf dem Feld abmühen und nach Altötting pilgern mit einer handgemalten Votivtafel, auf die mit kindlicher Schrift eine Fürbitte geschrieben ist, wenn die einzige Kuh krank wird oder der Sohn im Kaukasus fällt. Sie fahren jetzt wie alle anderen einmal im Jahr nach Menorca und einmal im Jahr nach Thailand. Sie schauen Pornhub und gehen zu Subway und tragen Poloshirts mit aufgenähten Nummern.

Er erzählte mir mehr von diesem Schlag Menschen, er erzählte mir von den Söhnen der Bauern, die den Mädchen an die Brust fassten, überhaupt sei es ihnen ganz egal, wie eine Frau aussehe, sagte Tann, sofern sie große Brüste habe. Die Leute hier sind sowieso alle saufett, sagte er und lachte. Die Jungs sprühten sich, sagte Tann, mehrmals täglich am ganzen Körper mit Deodorant ein, immer wenn sie das Haus verließen, weil sie fürchteten, dass man sonst den Stall roch, obwohl fast keiner mehr Tiere hielt.

Tann erzählte mir von den Jugendlichen, die schon kurz nach dem achtzehnten Geburtstag bei Autounfällen ums Leben kamen. Tann konnte vier Mitschüler aufzählen, die vor ihrem zwanzigsten Geburtstag gestorben waren. Überhaupt sterbe es sich leicht, viel und schnell in dieser Region, sagte Tann, auf dem Gäuboden gebe es unendlich viele Wasserkätzchen; so nennen sie es hier, wenn man neugeborene Katzen in einen Sack packt und in den Bach wirft. Das macht man pro Katze zwei-, dreimal im Jahr, sagte Tann, das ist den Leuten lieber, als zum Tierarzt zu gehen, und billiger ist es natürlich auch. Mein Großvater hat den Sack mit den Kätzchen gegen die Garageneinfahrt gehauen, hat mir meine Mutter erzählt, sagte Tann. Meine Großmutter, sagte er, hat einmal, weil sie schlechte Laune hatte oder der Raps verblühte, ihre Katze, Minz oder Maunz hieß die, an den Vorderpfoten genommen und ausgeholt und ihr Köpfchen auf dem Boden zerschmettert. Die Katze war so erschrocken, sie blieb ganz still, als sie gepackt wurde, sagte Tann, dann warf meine Großmutter sie auf den Misthaufen oder ins Plumpsklo. Ich stellte mir die blinden Wasserkätzchen vor, wie sie sich im Sack erst rührten und dann nicht mehr. Ich stellte mir vor, wie sich das Leinen Faser für Faser rot färbte, bis Tanns Großvater einen tropfenden Sack in der rechten Hand hielt. Ich sagte, Tann, wie seltsam, wir sind Kinder, und wir bleiben Kinder von Kindern. Tann schaute mich an, er musste sowieso nicht auf die Straße sehen, so gut kannte er das hier. Er schaute ein bisschen belustigt.

Ich dachte daran, wie wir als Kinder immer darauf bestanden hatten, unsere Rollkoffer, mit denen wir nach Israel flogen, voll mit Katzenfutter zu machen. Vor der Abreise gingen wir mit unserer Mutter in den Supermarkt und kauften Rind in Aspik und feine Kaninchenstücke, und dann schleppten wir die Koffer das schmutzige, enge Treppenhaus herauf, in dem jemand gelbliche gewellte Werbeanzeigen aus Zeitschriften aufgehängt hatte.

Die Wohnung in Haifa, in die meine Großeltern und mein Vater in den 1960er-Jahren gezogen waren, hatte mein Vater behalten und zu unserer Ferienwohnung erklärt. (Die anderen Familien aus dem Olympiadorf hatten ein Häuschen in der Provence und pflückten Lavendel, wir hatten fünfunddreißig Quadratmeter Plattenbau.) In den Jahrzehnten nach der Staatsgründung hatte man das Land mit dieser Art Gebäude geflutet: vier- oder fünfstöckige Häuser auf Stelzen, die in den heißen Monaten der kühlende Meereswind durchstreifen konnte, ganz einfach gebaut, mit einer Art Terrazzoboden. Die Schlafzimmer waren gen Osten ausgerichtet, damit die Fabrikarbeiter mit der Sonne aufstehen konnten.

Jeder, der konnte, verließ diese Wohnblöcke so schnell wie möglich. Mein Vater aber liebte die Wohnung und sorgte dafür, dass er sie von Omama und Otata erbte, und er vertraute auch darauf, dass wir dieses uns bald anvertraute Erbe dynastisch weitergeben würden. Wir hassten die Wohnung, in der es immer zu heiß war. Wir hatten nur eine Schublade unter dem Bett mit aussortiertem Spielzeug unserer Cousinen, und wir hassten auch das Spielzeug, denn es gab kaum etwas aus Plastik, nur solche Lebensreform-Puppen ohne Gesichter und irgendwelche dummen Brettspiele, deren Regeln wir nicht verstanden.

Wir verbrachten die Vormittage, an denen wir nicht zu unserer Großmutter mussten, unten auf der Veranda des Hauses, die sich vier Mehrfamilienhäuser teilten. Wir ekelten uns vor dem Haus und seiner Umgebung.

Hinter dem Haus war ein Gebüsch, und viele Bewohner warfen ihren Müll dort hinunter, und im Gebüsch lagen Windeln und Plastiktüten. Einmal fanden wir dort einen toten smaragdfarbenen Leguan. In meiner Erinnerung ist er das einzige Bunte.

Wir hielten uns trotzdem stundenlang im Gebüsch auf, um die Katzen zu füttern, die sich im Gebüsch angesiedelt hatten, jämmerliche kranke Kreaturen mit entzündeten Augen und verklebtem Fell. Wir gaben den Katzen Namen und Futter und streichelten sie, und unsere Hände wurden ganz schwarz. Manchmal kam ein Bewohner oder eine Bewohnerin des Hauses und sah uns zu. Manchmal brachten sie abgenagte Knochen oder Köpfe von Hühnern oder Karpfen mit, die sie ins Gebüsch warfen. Das waren meistens die alten Überlebenden, denn die neu zugezogenen Familien aus Äthiopien nahmen uns gar nicht wahr.

Eines Tages kam ein Herr, er war wohl, vielleicht auch gegen seinen Willen, von unserem Gespräch auf Deutsch angelockt worden, und als er uns sah, begann er mit einem polnischen oder russischen Akzent ein Lied zu singen. Vor uns stand also ein uralter Mann mit einem braunen Hut und sang: Fuchs, du hast die Gans gestohlen. Er sah uns dabei abwechselnd in die Augen. Babi und ich starrten mit aufgerissenen Augen zurück. Die Katzen waren weggelaufen. Der Mann sang alle Strophen, auch die mit dem Gänsebraten, dann lachte er, drehte sich um und kehrte in eines der Häuser zurück.

*

Wir besuchten Tanns Mutter im Krankenhaus in ihrem Ort, sie war, wie alle Frauen hier, still, dankbar und besorgt. Diesmal war die Welt verkehrt und Tann saß am Bettrand, und ich lehnte am Fensterbrett, und Tanns Mutter erzählte uns von den Arbeiten in ihrem Haus. Sie hatte wie Tann schmale Handgelenke und schmale Augen, aber sie legte beim Reden die Hände in den Schoß, ganz still saß sie da.

Bei einem Spaziergang in Tanns Dorf wollte Tann mir das Haus zeigen, in dem seine Mutter geboren worden und aufgewachsen war. Es gehörte seit einigen Jahren nicht mehr seiner Familie. In einem Gatter vor dem Haus entdeckten wir eine tote Gans. Ihr Hals hatte sich um den Leib geschlungen. Wir wussten nicht, ob sie krank geworden oder verhungert war. Ich überlegte, einen Stock zu holen und den Hals der Gans zu bewegen, aber die Vorstellung, dass er hätte steif sein können, ließ mich diesen Plan gleich wieder verwerfen. Die anderen Gänse hatten Verwachsungen um die Schnäbel und liefen aufgeregt um den Kadaver. Sie taten uns leid.

Wir suchten einen Bewohner des Hauses, wir liefen über das Gerümpel, das im Hof herumlag, wir klopften an die hölzernen Türen, Tann rief, ist da jemand, er rief, mach auf, du Sau, aber wir fanden niemanden. Wir gingen zurück zum Haus der Mutter.

Auf dem Friedhof, auf dem Tanns Vater begraben war, deutete er auf ein Grab, das man mit vielen Blumen, Bildern, Engeln und anderen Dekorationsartikeln geschmückt hatte und das einem der achtzehnjährigen Autofahrer gehörte. Er war im Jahr 1998 verunglückt, und noch heute kam dreimal täglich seine Mutter zum Grab, erzählte Tann.

Als wir auf dem Rückweg vom Friedhof noch einmal am Grab vorbeigingen, sah ich sie. Sie stand vor dem Grabstein, eine Hand auf die andere gelegt; sie drehte sich nicht um, als ich vorbeiging. Sie war noch nicht alt, aber der Gram hatte Spuren hinterlassen auf ihrem Gesicht und auch auf ihrem Körper, und sie ging ihrer rührenden, sinnlosen Aufgabe nach wie ein Mensch, der nur noch eine einzige Verpflichtung hat.

Auf der Rückfahrt sagte ich zu Tann, jetzt kenne ich deine Mutter, erzähl mir auch was über deinen Vater. Tann sagte, sein Blick auf den Vater habe sich verändert, nachdem er dessen Tagebuch gelesen hatte. Der Vater sei ihm nicht mehr wie ein Riese vorgekommen, seit er in dessen rascher, rechtsgeneigter Handschrift gelesen habe, was den Vater noch als fast sechzigjährigen Mann bewegt hatte, und das, Timna, war peinlich, sagte Tann, denn mein Vater konnte auch richtig geistlos sein.

Sein Vater starb, so wie meine Mutter auch, an einer schweren Krankheit. Er hatte eine schlimme Art von Krebs und keine Chemotherapie half, und irgendwann schickte der Arzt ihn nach Hause und sagte, er solle sich lieber noch ein paar schöne Wochen mit seiner Familie machen, er sei *austherapiert*.

Der Vater kehrte heim und machte blödsinnige und sinnlose Gymnastikübungen, alles schmerzte, erzählte Tann, denn die Metastasen hatten sich in die Knochen gefressen, und wenn es einmal so weit ist, dann kann man sich nicht mehr bücken und man kann nicht aufstehen und die Rippen drohen zu bersten. Am Morgen saß der Vater am Küchentisch, und die Mutter stellte ihm den Kaffee hin, und der Vater las Zeitung, auch wenn er nicht mehr wusste, wozu er sich noch informieren sollte. Die Mutter stellte ihm eine Porzellanschüssel hin, die die vielen bunten länglichen und runden Tabletten enthielt, die er jeden Tag einnehmen sollte. An einem Tag stieß der Vater das Schüsselchen um, als er die Zeitung umblätterte, und ein paar der Tabletten rollten über den Tischrand und fielen zu Boden. Er verrückte seinen Stuhl und versuchte, sich zu bücken, aber die Knochenhäute schmerzten ihn bei dieser Bewegung besonders, und er fürchtete, seine spröden

Rippen würden aufspringen von dieser Bewegung. Scheiß drauf, dachte der Vater wohl, sagte Tann. Wenig später ging er in sein Zimmer und brachte sich um. So war das bei mir, sagte Tann.

Alle Feste, die als sogenannte Familienfeiern ausgelegt werden, wurden in Tanns Familie zu Trauertagen, erzählte er mir. An Weihnachten weinten seine Mutter und seine Schwester, sie weinten, während sie kochten, und die Tränen tropften ihnen aus den Tartarenaugen, die das Erbmal dieser Familie waren, in die Töpfe. Später, beim Auspacken der Geschenke, weinten sie noch immer, bis das Geschenkpapier sich unter den Tränen erst wellte und schließlich auflöste.

Sag, geht dir diese ewige Trauer nicht auf die Nerven? Seid ihr nicht auch ein bisschen froh, dass er tot ist, fragte ich Tann. Tann sah mich an, und seine Augen wurden noch ein bisschen schmäler, und er sagte, manches ist jetzt leichter, ich muss kein Lehrer mehr werden wie er, und die mahnende Stimme in meinem Kopf, die mir sagt, was zu tun ist, mahnt jetzt leiser.

15

Ein Grundstück in Kronstadt

Bevor Otto in das Reihenhaus zog, lebte er in alten Häusern in der *untergangenen Welt.* Das Haus, in dem er aufgewachsen ist, habe ich nur auf *Google Street View* gesehen. Alle Häuschen in diesem Viertel sind hellgelb oder zartrosa und drücken sich wie eine Schafherde bei Sturm an den Berghang, und man könnte fast meinen, man wäre in Tirol. Das Haus unserer Großeltern war in der Nähe des Sanatoriums, in dem er geboren wurde und in dem man den stolzen Eltern den Pass, in dem nicht einmal eine Konfession eingetragen worden war, ausgehändigt hatte. Und das mit dem Pass war so, weil der Kaiser, wie mein Vater gerne sagte, eine schöne Seele hatte und alle Untertanen seines Reiches liebte, egal ob sie reich oder gering oder jüdisch waren.

Otto sprach gerne über das alte Haus und so oft, dass ich mir das meiste merken konnte: Sanatorium und Villa lagen in einer schönen Straße, eng und bepflanzt, *strada sperantei,* Hoffnungsstraße. Omama, Otata, Otto und sein kleiner Bruder wohnten in einer kleinen gelben Villa. Es war herrlich, erzählte er uns, es gab zwei Toiletten und einen Nussbaum, und sommers glänzten die Schattenmorellen schon aus der Ferne! Und im Keller haben wir

Hähnchen gezüchtet, die uns so nah waren, und sie saßen auf unserer Schulter. Wir hatten zwei Kinderfrauen, sagte mein Vater, das waren zwei hässliche Ungarinnen, aber sie waren so lieb! Vielleicht waren wir die reichsten Juden der Stadt, sagte mein Vater. Aber es war keine große Stadt sowieso, ergänzte er.

Im Krieg wurde im Haus meiner Familie ein russischer Soldat einquartiert, diese Geschichte erzählte Otto gerne. Er konnte weder Ungarisch noch Rumänisch, aber ein paar Wörter Jiddisch. Der Soldat sagte, er sei ein Macher-Zeyger, und man rätselte herum, was das sein sollte, bis Omama darauf kam: Er war ein *Zeyger-Macher,* das war ein Uhrmacher auf Jiddisch. Ein netter Bursche, sagte Otto, er hat uns immer Schokolade gebracht. Er wurde irgendwann um zwei Grade degradiert, weil seine Einheit versehentlich die eigenen Reihen bombardiert hatte. Er war ein Flieger gewesen.

Otto wusste nicht, ob der Uhrmacher den Krieg überstanden hatte. Der Soldat zog weiter mit der Roten Armee in den Westen und verschwand, die Villa steht heute noch.

Ich war nie in Kronstadt, aber Babi ist einmal mit Otto dorthin gereist, kurz nach seiner Pensionierung. Eigentlich handelte es sich um eine Geschäftsreise, denn Otto versuchte, das Grundstück, das die Kommunisten meiner Familie enteignet hatten, zurückzubekommen. Ich machte gerade ein Auslandssemester in England und konnte zum Bedauern meines Vaters nicht mitkommen. Deshalb hatte Otto Babi erpresst, mit nach Rumänien zu fahren. Er hatte einfach zwei Flugtickets nach Bukarest gekauft und für

Babi ein paar wasserabweisende Stiefel bei Aldi. Babi protestierte nur kurz, denn Otto machte ihr ein schlechtes Gewissen, schimpfte sie eine Egoistin, die nichts für ihre Familie zu tun bereit sei, erinnerte sie an die einhundertzwanzig Euro für das Ticket und bat sie schließlich so schön, bis sie einwilligte.

Während der Tage in Siebenbürgen rief Babi mich täglich an, um ihr schweres Los mit mir zu teilen. Sie erzählte, dass sie mit Otto in einem Bett schlafen musste, weil er zwei Einzelzimmer zu teuer fand (Halsabschneider, diese Rumänen!, hatte er an der Rezeption gepoltert), dann sprach sie darüber, wie schön Kronstadt sei, besonders, seit die Europäische Union beschlossen hatte, alle Fassaden um den Marktplatz bunt anzustreichen.

Leider konnte Otto seine Geschäfte nicht erledigen, denn es stellte sich während der Reise heraus, dass Ottos Anwältin alles getan hatte, um zu verhindern, dass Otto unser Grundstück zurückbekam. Sie wohnte nämlich selbst in einem vierzehnstöckigen Plattenbau auf genau diesem Gelände und hatte wohl keine Lust auf eine Mieterhöhung, nur weil ein alter Jude kam und ihre Stadt gentrifizieren wollte. Babi war das egal, sie lief den ganzen Tag durch die Stadt und wunderte sich über alles.

Timna, rief sie am Telefon, heute Morgen habe ich einer bettelnden Frau einen Apfel geschenkt, den ich vom Frühstücksbüfett geklaut hatte, und sie hat sich bedankt und einen schönen Zauberspruch gesagt. Kannst du dir vorstellen, dass der Papa aus dieser merkwürdigen Stadt kommt?

Babi erzählte mir noch, dass sie und Otto ständig durch den Ort irrten und zweimal täglich im Gehen Pommes äßen, weil die Restaurants Kronstadts angeblich auch zu teuer waren. Otto, sagte Babi, macht sich am Frühstücksbüfett heimlich Sandwiches für den ganzen Tag und nennt mich verschwendungssüchtig *wie unsere Mutter,* wenn ich mir eine Cola kaufen will!

Am letzten Tag der Reise machten sie immerhin noch einen richtigen Ausflug. Sie fuhren mit dem Bus zum Schloss Bran, in dem Vlad III. Drăculea angeblich hunderttausend Osmanen hatte pfählen, foltern, verbrennen, ertränken oder kochen lassen. (Denjenigen, die ihm den Respekt verweigerten, hat er die Hüte auf die Kopfhäute nageln lassen, hatte Otto von der anderen Hälfte des Doppelbettes gerufen.)

Ins Schloss zu kommen, war ein richtiger Kampf gewesen, denn Otto fand den Eintritt so teuer, dass er plötzlich auch das Schloss uninteressant fand. Babi konnte ihn schließlich doch überreden, und er war dann mit hinter dem Rücken verschränkten Händen durch die Ausstellung gegangen und hatte sich geweigert, Babi die Infotafeln zu übersetzen.

Das Millionenerbe, das Otto uns seit unserer Kindheit angekündigt hatte, brachten sie nicht mit aus Siebenbürgen. Aber von Babi bekam ich eine original Vlad-Dracul-Actionfigur aus Plastik, die triumphierend ihr Krummschwert heben kann.

16

Ihr könnt ganz alte Kühe werden, für mich seid ihr Kinder

Mein Vater hörte nie auf uns, egal wie gut gemeint und hilfreich unsere Ratschläge waren, umgekehrt aber machte uns dieser Mann, dem seine osteuropäischen Pflegerinnen die Schnürsenkel banden, gerne und ständig Vorschriften.

Diese Vorschriften wurden von ihm, anders als die schöne Bitte, oft mit einem drohenden Unterton oder sogar laut und speichelspritzend vorgetragen; trotzdem nannte mein Vater sie *Vorschläge* und nicht Drohungen oder Befehle.

Wir waren mit den Vorschlägen unseres Vaters seit vielen Jahren vertraut: Auch als wir schon sechzehn Jahre alt waren, schlug Otto uns vor, um Punkt achtzehn Uhr zu Hause zu sein; er schlug uns vor, ihn anzuhauchen, wenn wir von der Schule kamen, damit er überprüfen konnte, ob wir wieder an der Münchner Freiheit rote Gauloises geraucht hatten. Später schlug er uns vor, früh ins Bett zu gehen, Warmwasser zu sparen, viel Salat zu essen und einmal einen netten jüdischen Ingenieur zu heiraten, weil, so wusste er, die besoffenen christlichen Männer ihre Frauen schlugen. Er wusste allerdings auch, dass er immer weniger Gewalt über uns besaß.

Auch mit Mitte sechzig sah Otto schon ein bisschen lustig aus (Augen, Bauch, Glatze), aber er war noch gesund und kräftig, was ihm zumindest eine Spur von Autorität verliehen hatte; nun war er endgültig eine komische Figur geworden. Auf seine Vorschläge hin brachen wir oft in Lachen aus; nicht nur, weil Otto seit er Pensionär war fast nur noch verwaschene Baumwollunterhemden und eine alte Jogginghose trug, sondern auch, weil alle Dinge, die am Menschen sowieso lächerlich aussahen, weiterwuchsen: Ohren, Nase, Bauch.

Manchmal, wenn er nach alter Manier versuchte, uns einen Vorschlag zu unterbreiten, etwa mir einen der Art, dass ich endlich vernünftig Auto fahren lerne, oder Babi, dass sie nicht jeden Pfennig sofort für Klamotten ausgeben solle (wofür Babi tatsächlich ihr Geld ausgab, blieb ihm immer ein Rätsel), legte er den Kopf zurück und spannte seine Nackenmuskulatur an, um seiner Drohung mehr Gewicht zu verleihen. Dies führte dazu, dass die langen Haare, die aus seiner Nase wuchsen, vibrierten – und schon ab diesem Punkt konnten wir nicht mehr. Wir lachten sehr laut und so plötzlich über manche Vorschläge und auch über das Nasenhaar unseres Vaters, dass unsere Körper reagierten, indem sie sich vornüberbeugten, bis unsere Rücken so schief waren wie der unseres Vaters, wenn er durch sein Haus ging. Manchmal fielen wir beim Lachen schier von der Couch, und mein Vater, der uns bis jetzt nur dumme alte Kühe genannt hatte, musste auch lachen, und wir legten uns wie tote Käfer auf dem Teppich auf den Rücken und warteten, bis wir aufhören konnte zu lachen, und unser Vater setzte seine Ellbogen auf die Knie auf und stützte sein Kinn in die Hände.

Er entspannte seine Nackenmuskeln wieder und wartete und sah uns an. Irgendwann rollte eine von uns auf die Seite und stützte sich auf die Knie, um wieder hochzukommen, dann nahm sie die andere an die Hand und zog sie hinauf (meistens war es Babi, die mich hochzog, denn sie war viel stärker als ich), dann streckten wir uns kurz und setzten uns wieder links und rechts von Otto auf die Couch.

Für Otto blieben wir immer Kinder. Ihr könnt ganz alte Kühe werden, für mich seid ihr Kinder!, sagte er. Als ich schon fast dreißig war, fragte Otto mich manchmal, wenn wir abends telefonierten, wieso ich noch ausginge und ob ich nicht eigentlich ins Bett gehöre. Babi steckte er immer noch, wenn er gut gelaunt war, ab und zu einen Zwanziger zu, den sie zugegebenermaßen gut gebrauchen konnte. Auch als er schon ein richtig alter Knacker war und ich mich längst um seine Papiere, wie er das nannte, seine Steuern und seine Krankenhausrechnungen kümmerte, ließ er es sich nicht nehmen, zweimal die Woche Babis Kontostand zu kontrollieren. Wenn sie seiner Meinung nach zu viel Geld ausgegeben hatte oder zu einer merkwürdigen Uhrzeit an einem merkwürdigen Ort Geld abgehoben, schalt er sie. Danach bat er sie schön, mehr auf ihr Geld zu achten, und schlug ihr vor, zu Hause zu kochen. Seit Valli da war, legte er ihr immer wieder nahe, im Reihenhaus Mittag zu essen, das wäre schließlich am billigsten, einfach und nahrhaft; und das, obwohl Babi mehr als eine Stunde Fahrzeit nach Trudering hatte und Valli im Übrigen nicht die geringste Lust, in der kleinen Einbauküche im Reihenhaus für irgendjemanden außer unseren Vater Kartoffeln zu schneiden.

17

Ottla
oder
Ein Gobelin zum Selbermachen

Wenn Valli nach Ungarn fuhr, kümmerte sich Ottla um Otto: Alle paar Monate sprang sie vom Beifahrersitz eines Kleinbusses aus Bistritz, der angeblich ältesten, schönsten und überhaupt zivilisatorisch überlegendsten Stadt Transsilvaniens (Kein Vergleich zu diesem schmutzigen Ungarn!, wie sie bald erklärte, nicht zu vergleichen ist unser Volk mit denen!), um heftig an die Tür zu klopfen (Wie ein russischer Offizier klopft dieses Waschweib, rief mein Vater). Ottla sprach Rumänisch und ein paar Worte Deutsch, mit denen sie sich auf wundersame Weise verständlich zu machen wusste, sie war nie müde, und wenn ich ihr sagte, komm, du warst gerade zwanzig Stunden in einem Bus, dann lachte sie nur und zog aus ihren Reisetaschen kleine Geschenke für Babi und mich, kunstlederne Portemonnaies, glitzernde Schlüsselanhänger oder auch Obst aus ihrem Garten, überreife ockerfarbene Reben wie von Barockbildern. Dann kochte sie Otto ein schnelles Essen, das überwiegend aus den Konserven mit Selbsteingelegtem bestand, die sie kiloweise zu uns schleppte und die wir liebten und von denen uns immer ganz schlecht wurde. Nachdem sie Otto ein Frühstück zubereitet hatte, zog sie ihre Turnschuhe an und klapperte nacheinander alle Geschäfte Truderings ab, am liebsten mochte sie Kik. Dort kaufte sie kleine Rucksäcke und Kapuzenpullover für ihre Enkel.

Damit sie sich weniger langweilte in Trudering, hatte ich ihr aus China einen drei mal zwei Meter großen Gobelin zum Selbersticken bestellt, der Kirschenbäume zeigte, deren Früchte in verflixt gleichartigen Rot- und Rosétönen zu sticken waren, und Ottla benötigte tatsächlich mehrere Aufenthalte in Trudering, bevor sie den fertigen Schmuckteppich in ihre Reisetasche stopfen konnte.

Ottla sah in Otto nicht viel mehr als eine Witzfigur, einen hinfälligen Despoten, der über ein Reich herrschte, das sich vom Couchtisch bis zum Fernseher erstreckte und dessen letzte und einzige Untertanin ich war. Sie fand ausnahmslos alles, was mein Vater tat, seine Sudokus und seine ständigen Anrufe bei uns und vor allem seine ewigen Klagen über seine Krankheit einfach nur lächerlich. Meine Besuche bei ihm hielt sie für Zeitverschwendung, und sie sagte, statt mir den alten Unsinn anzuhören, sollte ich lieber eine vernünftige Arbeit finden oder mir wenigstens ein Kind machen lassen. (Ihre einzige Tochter war geschickter gewesen, sie hatte nun nicht nur eine kleine Tochter mit einem hell wippenden Pferdeschwanz, sondern auch eine Ferienwohnung auf Teneriffa.) Wenn mein Vater in aller Ausführlichkeit über seine Harnröhre oder seine Nierensteine oder seinen unregelmäßigen Herzschlag oder die Schmerzen im

Knie berichtete, geschah Folgendes: Ottla rief halb auf Deutsch und halb auf Rumänisch: Bravo, profesor, bravo! Foarte ştiinţific!, und das bedeutete: sehr wissenschaftlich, und dann klatschte sie in die Hände, und wir alle lachten, und sie lachte am meisten, und dann kicherte sie und japste, vor alten Leuten muss man Respekt haben! Mein Vater klagte oft über Ottla, er hatte die ewigen Erzählungen über ihr Enkelkind satt, und er hatte sich nicht einmal den Namen merken können, während Babi und ich sogar wussten, dass Ottlas Hunde Cora und Happy hießen. Ottla verwandte fünfzig Prozent ihrer Redekapazitäten dafür, über Fortschritte im Gehen und Sprechen der Enkelin und die Schönheit Siebenbürgens und seiner Gemüsesorten zu sprechen, weitere dreißig Prozent nutzte sie, um über Valli und die Ungarn zu schimpfen. Sie sagte: Sie haben unsere Erde genommen! Alles Zigeuner! Valli ist fett!, und mein Vater ertrug diese Litanei eine Weile, und dann sagte er, heh, wenn du jetzt noch mit den Juden anfängst, kannst du gleich gehen, und Ottla lachte und sagte, Domnu B., denn obwohl sie ihn verachtete, redete sie ihn immer mit dieser Respektformel an, Domnu B., wie kommen Sie auf so etwas! Nur die Ungarn sind Antisemiten, die Rumänen sind erwiesenermaßen das toleranteste und umgänglichste Volk der Welt, und das seit Hunderten von Jahren!

Bald darauf bat Otto mich, Ottla zu bitten, nicht wiederzukommen, bitte nicht mehr diese Frau!, sagte er. Ich ignorierte diese Bitte, denn Ottla ersetzte Valli, wenn diese alle paar Monate zu ihrer Mutter fahren wollte. Otto aber tat so, als wäre Ottla nur *für uns* da, eine etwas kostspielige

Ersatzmutter, mit der wir für seinen Geschmack etwas zu oft paktierten, und weil wir das anders sahen und uns nicht anders zu helfen wussten, sprang Ottla weiterhin alle drei Monate aus dem Kleinbus und schlief dann für ein paar Wochen in Babis altem Bett.

18

Die Haare meiner Großmutter

Wir fanden einen dicken, gutmütigen Neurologen, der sich bereit erklärte, Otto zu Hause zu behandeln. Er kam alle vier Wochen, und wenn es heiß war, ächzte er wegen der Hitze, und wenn es kalt war, wegen seines schweren Wollmantels, und im Reihenhaus ließ er sich neben Otto auf die Couch fallen. Babi und ich kamen immer zu diesen Terminen dazu, erstens, weil wir Ottos unverständliche Siebenbürger Antworten übersetzen mussten, zweitens, weil wir die Einzigen waren, die dem Arzt helfen konnten, Arztbriefe, Befunde und Berichte zu suchen. Habt ihr noch ein Hirnröntgen von 2012, fragte der Arzt bei seinem ersten Besuch. Wir liefen hoch, holten alle Ordner nach unten und blätterten durch all das Papier. Ich kann nicht mehr gehen so schnell nach oben, das ist *Alpinism!*, rief mein Vater, und der dicke Arzt sah ihn verwundert an. Er meint, dass das Treppensteigen ihm schwerfällt, erklärten wir. Wissen Sie, unser Vater ist ein Siebenbürger, deswegen drückt er sich so kompliziert aus.

Sind Sie ein Siebenbürger Sachse, fragte der Arzt meinen Vater.

Otto sah ihn ein paar Sekunden aus blutunterlaufenen Augen an und sagte dann: Ich bin ein Siebenbürger *Jude!*

Er sagte das in genau dem Tonfall, in dem er uns früher, immer wenn Richard Schneider, der damalige Israel-Korrespondent, auf dem Bildschirm erschien, zugerufen hatte: Richard C. Schneider! C. bedeutet Chaim! Richard Chaim Schneider ist Jude, und Richard Chaim Schneider, der sagt von sich: Ich bin *Jude!* Oder wie er rief: Hugo Egon Balder ist *Jude!* Ein *Jude* ist der beste Humorist Europas!

Aha, sagte der Arzt. Dann sagte er: Sie sind ein bisschen dehydriert, zeigen Sie mir doch mal Ihre Venen. Er berührte meinen Vater sanft am Arm und versuchte, das weiche, innere Fleisch in der Ellbogenbeuge nach außen zu drehen. Wir sahen ihm zu, wie er den Arm unseres Vaters in seinen weißen weichen Händen hielt und mit dem Zeige- und dem Mittelfinger nach den Venen tastete. Mein Vater hielt still und rief: Nein, ich habe so eine Nummer nicht! Wir sind davongekommen! Der Arzt ließ seinen Arm los und sagte: Ihre Venen!

*

Nachdem der Arzt gegangen war, setzten wir uns zu Otto auf die Couch. Wisst ihr eigentlich, warum ich keine Nummer habe, fragte mein Vater. Wir schüttelten den Kopf, dabei kannten wir diese Geschichte gut, denn mein Vater hatte sie uns oft erzählt. Und so erzählte mein Vater die Geschichte zum hundertsten Mal.

Bald nachdem meine Großeltern geheiratet hatten, bekamen sie zwei Söhne, das war ein paar Jahre vor dem nächsten großen Krieg. Dieser Krieg war die Zäsur im

Leben unserer Familie, mit ihm begann eine neue Zeitrechnung, es gab eine gute Zeit vor dem Krieg und eine schlechte während des Krieges und eine ziemlich schlechte danach.

Die Familie der Großmutter war in Ungarn geblieben. Die meisten Familienmitglieder waren noch religiös gewesen, und weil Omamas Mutter und Großmutter das jährliche Kinderkriegen synchronisiert und je elf Kinder großgezogen hatten, war die Familie riesig gewesen. Gott gibt und Gott nimmt, sagte man bei uns, sagte mein Vater. Das Leben war schwer, und man dachte, es würde immer so weitergehen: Manche werden geboren, sagte mein Vater, manche werden krank, manche haben Erfolg, manche nicht, manche heiraten, und manchmal bringen einen die Christen um, so lief das Leben.

Dann kamen die Jahre nach 1941, in denen Gott nahm und die Juden wie Gänseblümchen von der Erdoberfläche pflückte. Fast alle unsere Verwandten kamen um, denn sie blieben in Ungarn zurück. (Die Grenze zwischen Rumänien und Ungarn war im Norden, heute gibt es dort kein Rumänien mehr, sondern Ukraine und Ruthenien und Weißderteufelwas, sagte mein Vater, Länder, von denen wir Schwestern nur dank des Eurovision Song Contest eine Vorstellung hatten: Die Völker der einstigen Judenschlächter waren jetzt mit Eurodance beschäftigt.) Mein Großvater hatte noch in den 1940er-Jahren seine Eltern gerettet: Er ließ sich einen Pass fälschen, sodass er nun plötzlich Christ war, er überquerte die Grenze, holte sie, bestach die Zollbeamten großzügig und schleppte die Alten in sein Haus (diesen Teil konnte ich weder glauben noch überprüfen). Otatas Vater, mein Urgroßvater, brach wenige Monate später tot auf der Straße zusammen. Meine Urgroßmutter bemühte sich hingegen noch lange, die Familie zu peinigen: Erst musste mein Vater sein Zimmer für sie abgeben, dann wurde sie unausstehlich, schließlich bettlägerig, sodass man sie sieben lange Jahre lang aus dem Kinderzimmer schimpfen hörte. Meine Großmutter beklagte sich manchmal bei den Nachbarn. Wenn sie sich unbeobachtet fühlte, stöhnte sie, ich dank dir schön, Isaak.

Den Eltern meiner Großmutter war es besonders schlecht ergangen, aber davon wusste man lange nichts. Nach dem Ende des Krieges war ihr Schicksal unbekannt geblieben, doch meine Familie wusste von den Synagogengängen mit den Kronstädter Juden, dass die meisten Familien Schlimmes zu beklagen hatten. Auch mein Vater wurde von seinen Eltern in diesen Tagen häufig in die Synagoge gezerrt, und heute kann man sich schlecht vorstellen, dass das fröhliche, rot-weiß gestreifte Gebäude, dessen Eingangsportal wie ein lachender Mund aussieht, in den Jahren nach dem Krieg nur traurige Juden beherbergte. (Timna, du kannst dir das nicht vorstellen, das war ein See der Tränen in der Synagoge!) Jeder hatte jemanden verloren, und so langsam wie die wenigen Überlebenden zurückkehrten, über zerstörte Schienen, über gesprengte Brücken, über blutgetränkten Boden, reisten auch die scheußlichen Geschichten bis nach Siebenbürgen, die sich die Menschen in der Synagoge gegenseitig erzählten. Leute wurden bleich, manche fingen an zu schreien, ab und an fiel eine Frau in

Ohnmacht. Das Schlimme war, dass die Wahrscheinlichkeit, eine gute Nachricht zu hören, so gering war, dass sie gar nicht zählte. (Mein Vater fügte an dieser Stelle immer einen kurzen Exkurs über statistische Wahrscheinlichkeiten an.) Und das Dumme war, dass selbst die schlimmsten Nachrichten, wie jene vom Schicksal meiner Großeltern, noch besser waren als die Ungewissheit. Wenn Otto sich heute, fast siebzig Jahre später, daran erinnerte, wie unsere Großeltern vom Schicksal ihrer Eltern erfahren hatten, geriet er noch immer in Rage: Es ist ein Idiot gekommen und hat meine Mutter aufgesucht in Kronstadt!, rief er. Um ihr zu erzählen, was geschehen war! Er hatte gesehen, wie man ihre Eltern nackt in die Gaskammern brachte. Der Mann kam extra zu uns nach Kronstadt, um das zu erzählen!

Der Mann hatte sich durchgefragt, war tagelang gelaufen, zu dieser Zeit fuhren keine Züge mehr, bis jemand auf unser schönes gelbes Haus gedeutet hatte. Er war ein Volljude, so nannte Otto ihn, um zu betonen, dass er einer von uns gewesen war; und um zu betonen, dass der Volljude, wie angekündigt, ein Idiot gewesen war, sagte er: Er dachte, es sei ein Befehl von oben, er war ein religiöser Mensch. Mein Vater, sagte Otto, hat den Mann erst beschimpft und dann rausgeschmissen, wer will schon so einen Hiob vorbeigeschickt bekommen! Meine Großmutter rannte aus der Stube, sie übergab sich, und sie sprach die nächste Zeit wenig und nach einer Woche waren ihre Haare schneeweiß. Sie war noch jung, Otto hatte sie mit Anfang zwanzig bekommen.

Timna, zum Glück müssen du und die Babi den Krieg nicht mehr erleben, denn hier sind wir sicher, sagte Otto oft. Es soll euch nie so etwas geschehen, sagte er. Konnte ich meinem Vater, Sohn einer über Nacht weiß gewordenen Frau, übel nehmen, dass er war, was er war?

19

Kleines Küken
oder
Unsere Vorfahren in Schwarz-Weiß und Sepia

Nachdem die Kommunisten unsere Familie, die aus feindlichen kapitalistischen Elementen bestanden hatte, gegen die Zahlung von viel, viel Geld aus der Volksrepublik Rumänien entlassen hatten, siedelte sie sich in Israel an. Darüber, wie sie zu dem Geld kam, gab es viele Legenden: Manche besagten, unser Großvater sei so gescheit gewesen, dass er sein Vermögen erst vor den Nazis und dann vor den Kommunisten verstecken konnte (aber wenn man nachfragte, wie das hätte geschehen sollen, blickten alle ratlos auf den Boden). Andere besagten, unsere Großmutter hätte gespart, bis alle so dünn wurden, dass sogar die schlimmsten Antisemiten unter den Beamten Mitleid mit ihnen hatten und ihnen Lebensmittelmarken zusteckten. Otto behauptete, er hätte dem Sohn des Priesters Nachhilfe gegeben und in der Lotterie gewonnen und dann alle bestochen. Jedenfalls fuhr unsere Familie im Frühjahr 1962 von Kronstadt nach Wien, wo ein Cousin unserer Großmutter alle in ein Hotel mit geblümten Vorhängen und durchgelegenen Matratzen steckte. Von dort nahmen sie den Zug nach

Triest, wo sie die Fähre nach Haifa bestiegen. (Das musst du dir so vorstellen, Timna! Wir vier auf dem Schiff, wir sahen das erste Mal das Meer! An dieser Stelle riss mein Vater immer seine Arme kraftvoll auseinander, als hätte er 1962 eigenhändig das Mittelmeer geschaffen. Wir waren mit Hunderten oder Tausenden auf dem Deck, rief er, uns war zwei Wochen lang speiübel!) Und dann lud man sie wie Frachtgut am Hafen ab: Lärm, Staub, Dreck, Orient! Das war Haifa. Und mittendrin Omama mit Dutt und Faltenrock und mein Großvater, fluchend und wütend.

In Haifa blieben sie dann auch, aber keiner wusste, ob das einfach aus Bequemlichkeit geschah, weil es der erste Hafen war, den sie erreichten, oder ob sie dort blieben, weil fast alle Rumänen in Haifa lebten. Unsere Großeltern verbrachten jedenfalls den Rest ihres Lebens mit Landsmännern, sie lernten nur ein paar Worte Hebräisch, sie kochten Hühnersuppe mit Fettaugen und wunderten sich noch nach Jahren, wie schnell das Halbgefrorene auftaute, wenn man es auf den Resopaltisch auf der Terrasse stellte.

Es gab ein Bild aus dieser Zeit, das mein Vater auf seinem Schreibtisch stehen hatte, eines dieser unscharfen sepiafarbenen Bilder, die aussahen, als wären sie in einer ganz anderen Welt aufgenommen worden: Otto trägt darauf eine Lederjacke und einen bleischweren Schnauzbart, der an den Enden herunterhängt. Er ist dick und sichtlich stolz darauf. Ich hatte meinen Vater einmal nach dem Bild gefragt. Das war in meinem Kibbuz, hatte er gesagt, und dort habe ich gegessen und noch mehr gegessen, und ich fütterte die Hühner und lernte die Sprache. Weißt du, wie lieb das ist, so ein kleiner gelber Küken, Timna? Otto lächelte auf dem Bild. Ich habe es mit meinem Handy abfotografiert und Tann gezeigt. Tann fragte mich, ob es wohl vor den Kriegen aufgenommen worden war, denn so ein Lächeln hatte er an meinem Vater noch nie gesehen.

Irgendwo im Haus gab es noch einen Karton mit Schwarz-Weiß-Bildern von meinem Vater am Strand: Auf diesen Bildern machte Otto Faxen und streckte die Zunge heraus, und auf den Bildern waren auch andere junge schwarz-weiße Leute mit Sommersprossen und nassen Haaren, und es sah wirklich so aus, als sei mein Vater eine Weile lang jung gewesen, aber das bewiesen nur die Fotos, an meinem Vater war keine Spur davon mehr zu erkennen; das muss die Zeit gewesen sein, nachdem er in Rumänien ein paar Jahre lang nur Kümmelsuppe bekommen hatte (er sagte *Kimmelsuppe* dazu und wir *Pimmelsuppe*) und bevor er im Krieg war. Mein Vater schrieb sich in dieser Zeit am Technion ein und arbeitete in Fabriken, die wahrscheinlich Waffen herstellten, aber er sagte, das habe er längst vergessen.

In Israel zogen unsere Großeltern in eine schnell hochgezogene Siedlung für Neuankömmlinge. (Wir wurden eingebettet in eine kleine Asbesthütte!, sagte Otto. Immerhin gab es ein Klo und eine Küche und möbliert war sie auch.) Erst nach einigen Jahren hatten sie genug Geld zusammengespart, um sich die wichtigsten bürgerlichen Requisiten zu kaufen: ein Klavier, einen Bücherschrank; mein

Vater kaufte sich auch eine Isetta, die die Hügel Haifas nur mit Mühe bezwang. Irgendwann konnten sie die provisorische Siedlung verlassen.

Sie zogen in die Freudstraße, das war eine viel bessere Gegend, und in meiner Vorstellung sind sie dort immer sehr zufrieden, weil sie der Straßenname an Wien erinnerte, an Kaffeehäuser, an rote Gesichter, an Leute mit Charme. Auch aus dieser Phase gab es Bilder: Das Licht im Heiligen Land war immer noch hart, und die Sonne brannte sogar im Winter auf sie nieder, aber meinen Großvater sieht man trotzdem nie ohne Lodenjoppe auf den Straßen Haifas.

Viermal hatte mein Vater seine neue israelische Heimat verteidigt, denn der Staat war noch jünger als er selbst und musste wehrhaft sein, wie man sagte, und man schickte ihn in die Kriege, von denen wir später in der Schule lernten: Sechstagekrieg, Abnutzungskrieg, Jom-Kippur-Krieg und Erster Libanonkrieg.

Erst nach alldem, nach zwanzig Jahren in Israel, entschied Otto sich für Deutschland. Seine Familie oder besser gesagt, die wenigen Mitglieder, die nach dem Krieg von ihr übrig geblieben waren, konnten es nicht fassen, dass Otto eine Arbeit im Ruhrgebiet annahm. Zu den Nazis willst du, fragte Omama, und genau genommen war das keine Frage.

Meinem Vater war das egal, er wollte die Enge und den Schmutz und die Araber hinter sich lassen (und, wie uns später Eva erzählt hat, ELISABETH entkommen, die einer Scheidung nicht zustimmen wollte). Zwischenzeitlich war er ein echter Israeli geworden, der den Hummus mit Pitabrot vom Teller wischte, statt wie zu Beginn und zur Belustigung eines ganzen Restaurants Gabel und Messer zu benutzen. Mein Vater sprach Hebräisch, aber ein reines, leicht gestelztes, weil er alle schmutzigen arabischen Ausdrücke sofort wieder vergaß.

*

Im Herbst 1978 ließ mein Vater also seine erste Frau, die inzwischen verstorbene Siebenbürgerin, von der er nicht gerne sprach, die aber zu dem Ordner ELI wurde, den Otto ganz hinten im Keller versteckt hat, in Israel zurück. Und kaum dass er einen Fuß auf deutschen Boden gesetzt hatte, begann die kleine jüdische Nachkriegsgemeinde, ihm neue Frauen vorzustellen. (Man hatte von seiner Ankunft erfahren, noch bevor Otto selbst wusste, wo genau er gelandet war.)

Eine seiner ersten Verabredungen in Deutschland fand im Atelier des surrealistischen Malers Laios Sebök statt. Dieses Treffen hatten Freunde meiner Großeltern arrangiert: Mein Vater sollte Seböks Tochter kennenlernen. Die waren welche von uns, sagte mein Vater, wenn er die Geschichte ihres Kennenlernens erzählte, und er meinte natürlich, dass Sebök und seine Tochter Juden waren. Mein Vater ging zu Fuß durch die Straßen der kleinen, römisch gegründeten Stadt Neuss, bis er Seböks Atelier fand. Er klingelte an der Tür und Sebök öffnete. Er war ein schmaler Mann mit ernstem Gesicht. Sebök sagte willkommen, und mein Vater stellte sich vor und fragte nach der Tochter, und Sebök sagte, aber meine Tochter ist gar nicht hier. Mein Vater lächelte und sagte, das macht nichts, darf ich mich trotzdem umsehen?

Er betrat das Atelier, das Sebök sich mit seiner Meisterschülerin teilte. In der hinteren Ecke des Ateliers entdeckte er sie.

Die Schülerin hieß Eva und war mit einer Skizze eines seltsamen männlichen Wesens beschäftigt, das wie ein altertümlicher Roboter aussah. (Wie sie ihm später erklären sollte, handelte es sich um einen Sprechautomaten, der wirklich einmal konstruiert worden war und den Namen Hartmut Holzhalb trug. Mit der rechten Hand drehte er an einer Kurbel, mit der linken Hand hielt er ein Sprechrohr an den Mund, denn Holzhalb war eine Versmaschine, und er konnte mit einer ergreifend menschlichen Stimme antworten und seine Augen folgten einem, wenn man sich bewegte. Das war die Art der Motive, die Eva am liebsten hatte.)

Während Sebök meinen Vater durch das Atelier führte, folgten ihm ihre Augen, und als Sebök in die Küche ging, um Tee zu machen, fragte sie ihn, ob er kurz für sie Modell stehen würde, nur ganz kurz, und mein Vater sagte Ja, gähnte, nahm eine Zeitung aus seiner Aktentasche und setzte sich auf einen Stuhl.

Die Tochter des Malers kam nicht mehr an diesem Nachmittag, und auf dem Porträt, das in den folgenden Stunden entstand, hat Otto die Augen geschlossen, weil er einfach weiterlas oder so tat, als würde er einfach weiterlesen, und deshalb den Blick gesenkt hatte. (Ich weiß das, weil mir

Eva das Bild gezeigt hat: Mein Vater hat darauf noch dunkles Haar und diesen Schnauzbart, und er ist noch nicht der Greis, als den wir ihn kannten.) Später am Abend sagte er zu Eva, dass sich jeder Bleistiftstrich wie ein Streicheln über sein Gesicht angefühlt habe.

20

Wurzeln

Immer wenn ich Eva, die nun schon ganz lange weiße Haare hatte, in ihrem Haus in der Gartensiedlung Britz besuchte, setzten wir uns auf die Couch, und Eva kochte eine Kanne Kurkumatee und erzählte mir von meinem Vater. Wenn sie mir irgendeine Geschichte erzählte, erinnerte sie sich plötzlich an ein Foto von dieser oder einer ähnlichen Situation und stand auf, um es zu suchen. Und während sie das tat, spazierte ich in ihrem Haus herum, durch die Räume, die nicht nach ihrem jeweiligen Zweck benannt waren, sondern bei Eva nur Raum eins oder Raum vier hießen.

Evas Haus hatte keine Türen, und ich lief von Raum zu Raum und sah mir, während sie die Fotografien suchte, ihre Ölbilder oder Zeichnungen oder die Gegenstände an, die sie gesammelt hatte; das waren kleine Sphinxen aus Stein, Zentauren oder andere halb menschliche, halb tierische Figuren, die von ihren Reisen stammten.

Eva zeigte mir Fotos, auf denen mein Vater zu enge T-Shirts trug und etwas zu lange Haare, sie zeigte mir Fotos vom Fasching und mit offenen Hemden, sie zeigte mir Fotos von sich und meinem Vater in Budapest oder in Venedig, in Pasadena oder in Garmisch. Wir lebten wie die

Zugvögel, sagte Eva, und ich konnte es mir kaum vorstellen, dass Otto mit einer Frau so gelebt hatte. Eva kramte noch mehr Bilder hervor von sich und Otto vor wechselnden Kulissen. Warst du einmal in Rumänien, fragte sie mich. Ich verneinte. Wir waren da oft, sagte Eva, Shimon hatte noch eine alte Tante, die dort lebte. Dein Vater ging zu irgendwelchen Ostblock-Konferenzen, und ich freundete mich mit den Zigeunern an, und wir holten aus ihrem Haus einen großen Tisch und aßen draußen auf dem Platz und die Hühner liefen um unsere Füße.

Eva dachte kurz nach, und dann sagte sie: Es ist so seltsam, wenn man alt wird; man wird ein ganz anderer Mensch. Dein Vater war so stark und so eigenwillig, er hat immer gemacht, was er wollte, er hat diese Elisabeth einfach geheiratet, obwohl sie die Tochter von Kommunisten war, und dein Großvater hat auf der Hochzeit geweint, er hat einfach den Zylinder auf seinen Schoß gelegt und sich mit der rechten Hand die Stirn gehalten und die Tränen sind ihm auf sein weißes gestärktes Hemd gelaufen, und dein Vater hat trotzdem gemacht, was er wollte. Ich hätte nie gedacht, dass er so wird, sagte Eva, aber, Timna, das ist eben der Lauf der Zeit.

Eva nannte meinen Vater aus Gründen, die ich nie verstehen sollte, bei seinem hebräischen Namen, und wenn ich von Otto sprach, blickte sie von schräg unten zu mir herüber, und es dauerte einen Augenblick, bis sie verstand, wen ich meinte. Mir ging es genauso, wenn sie Shimon sagte, und ich dachte daran, dass dieser Name mir so fremd und überflüssig erschien. (Einem alten Brauch zufolge, das wusste ich, gab man einem Juden, der mit dem Tode rang, einen neuen Namen, um den Todesengel in die Irre zu führen, denn die Todesengel hatten eine Namensliste dabei, und der Todesengel klopfte an die Tür, und er fragte nach Otto, und hinter seinem Rücken versteckte er ein Schwert und ein bisschen Galle, aber alle riefen, hier gibt es keinen Otto! Du hast dich geirrt!, und der Todesengel wog den Kopf hin und her, aber was sollte er machen, also zuckte er mit den Schultern und ließ sich die Tür zeigen.)

Auf vielen von Evas Bildern waren ins Nirgendwo führende Treppen, leer blickende Eulen oder Wurzeln abgebildet. Mein Vater hatte einige davon bei uns zu Hause aufgehängt, und als wir klein waren, fürchteten wir uns besonders vor einem Bild, das einen Einsiedlerkrebs mit menschlichem Gesicht in einem turmförmigen Schneckenhaus zeigte. Eva (oder Ewa, wie mein Vater sie aussprach; er sagte auch: Du gehst mir auf die Nerwen!), das hatte Otto mir erzählt, setzte sich spätabends hin und malte dann wie eine Verrückte die ganze Nacht durch, und wenn mein Vater in die Uni ging, ging sie schlafen. (Sie malte ein paar Nächte an einem Bild, und dann hat ihr irgendein Verrückter sechstausend Mark dafür gegeben. Kannst du dir das vorstellen, Timna?)

Später, im Reihenhaus, verbot uns Otto, irgendetwas aufzuhängen, weil er die Wände schonen wollte. Die Bilder standen deshalb im Keller, unweit der Brennöfen, sauber Kante an Kante gelehnt. Auf einem war eine Art Wurzelwerk zu sehen, und eines Tages fragte ich Otto nach dem Bild. Eva, erzählte er, sei sehr beeindruckt gewesen von dem deutsch-holländischen Maler, der, so sagte er, komische Dinge malte, bei dem gigantische Eichelhäher nackte Menschen mit Beeren fütterten und Kugelfische Zitzen hatten, an denen sie Menschen säugten, und mein Vater meinte natürlich Hieronymus Bosch. Er hätte sich angestrengt und nachgedacht und zu verstehen versucht, warum einer so malte und wieso jemandem solche Sachen einfielen, aber er kam einfach nicht darauf und sagte deswegen nur, dass sowieso jeder doch irgendwie malen könnte. Und da hatte Eva ihm eine Leinwand hingestellt und es Otto versuchen lassen, und als er fertig war, hatte sie ihn ausgelacht, und hinten auf die Rückseite des Wurzelbildes schrieb sie *Hüte deine Zunge,* und dann schenkte sie ihm die Leinwand.

In Ottos Keller lehnten übrigens nicht nur Evas Leinwände an der Wand, sondern auch die Bilder, die Omama gemalt hat, als sie schon eine ganz alte Frau war. Eva sah in der Welt lauter Schatten und Treppen und traurige Gesichter, Omama hatte versucht, überall Blumen, Früchte und Enkelkinder zu platzieren, zahlreich wie die Krümchen der Erde. Besonders talentiert war sie nicht gewesen; unsere Mutter musste immer lachen, wenn sie ein Bild von Omama in die Finger bekam, und als mein Vater, als wir noch im Penthouse wohnten, die Idee hatte, eines ihrer Werke, nämlich das, das einen Mexikaner mit einer Art Chinesenhut und Reisig auf dem Rücken zeigte, in das Schlafzimmer zu hängen, stritten die beiden eine ganze Sailormoon-Folge lang, während derer wir immer ärgerlicher wurden und schließlich Ruhe! brüllten. Wenn wir in den Sommerferien Omama, bevor sie ganz krank wurde, in ihrer ungelüfteten kleinen Wohnung in der Freudstraße besuchten, versuchte sie immer, uns zu überreden, die *Brücke von Maincy* nachzuzeichnen. Ich erinnere mich auch, dass wir ihr zuliebe lieblos mit Bleistift ein paar Striche auf ein Blatt Papier schüttelten, um dann wieder mit ihren übergroßen Seniorenkopfhörern in Ruhe RTL sehen zu können.

Auf einem von Omamas Bildern sind Babi und ich, wir sind noch kleine Mädchen und wir halten uns an den Händen. Wir stehen in einem Garten oder auf einer Wiese, um uns herum sind Gänseblumen und Büsche, eine Fette Henne blüht, es ist sonnig. Wir tragen, wie höhere Töchter, schöne, schlichte Kleider, und wir haben brave weiße Gesichter, die von glattem fügsamem Haar umgeben sind.

Alles auf diesem Bild ist gelogen.

*

Lange nachdem mein Vater und Eva sich getrennt hatten, konvertierte sie zum Judentum, und als ich einmal an einem Herbstnachmittag, an dem es früh dunkelte, zu ihr nach Hause kam, bestand sie darauf, die Kerzen anzuzünden und den Shabbat, den man sich als Braut denkt, zu empfangen. Timna, heute zündest du die Kerzen an, sagte sie. Aber Eva, sagte ich, du bist die älteste Frau hier, du zündest die Kerzen an. Als ich zugab, dass ich auch das Gebet nicht richtig kannte und nur mit Mühe ein oder zwei Sätze rezitieren könne, lachte Eva und fragte, ob Shimon uns überhaupt irgendetwas beigebracht hätte. Sie half mir mit dem hebräischen Gebet, und ich zündete die Kerzen an. Du bist schon ein feiner Kerl, Timna, sagte sie.

Wieso habt ihr euch getrennt, fragte ich meinen Vater,

als ich wieder in München war. Eva wollte kein Kind und auch nicht nach München, sagte er. Sie hatte recht, aber ich hatte auch recht. Sie war keine schöne Frau, Timna, aber sie war die beste Frau. Wenn ich in die Uni ging, dann bügelte sie meine Hemden, aber nur die Vorderseite und davon nur das mittlere Drittel, gerade den Teil, der nicht unter dem Jackett verschwand. Eva nähte sich Kleider, Eva malte Albträume, Eva liebte meinen Vater. Und dann hatte sie noch, sagte mein Vater, so große, und dabei spreizte er alle Finger seiner linken Hand, und ganz schwarze, Dings, wie heißt das, Brustwarzen, Timna, weil ihre Großmutter eine Zigeunerin war. Ich sagte, iiiih, Otto, bitte nicht, und dann zeigte ich ihm noch mehr Fotos, die mir Eva mitgegeben hatte.

21

Das Penthouse im Olympischen Dorf

Alles wäre ganz anders gekommen, wenn mein Vater nicht einige Jahre nachdem er im Ruhrgebiet gelandet war nach Bayern gekommen wäre. Eine Fachhochschule in München verlangte nach seinem jüdischen Genie, welches er ein ganzes Jahrzehnt lang spröden Kunststoffteilen gewidmet hatte. Mein Vater war seit seiner Zeit am Polytechnikum fasziniert vom Materialfluss kleiner Kunststoffteilchen. Er bekam ein ganz ruhiges, sanftes Gesicht, sobald er Plastikteile in Maschinen einspannte und in Öfen steckte und maß, wie der Kunststoff sich veränderte unter verschiedenen Temperaturen. (Der Kunststoff kriecht!, sagte er dazu.) Er wurde Professor und bekam eine Sekretärin und ein Büro mit schlammgrünen Vorhängen; das weiß ich, weil mein Vater sie eines Tages aus seinem Büro stahl und in einen Umzugskarton legte, in dem er langsam, langsam unsere Aussteuer sammelte – für Babi und mich, die wir damals noch im Kindergarten waren.

An langweiligen, verregneten Ferientagen nahm mein Vater mich manchmal mit in die Universität, und dort zeigte er mir sein Labor, und alle Mitarbeiter grüßten mich und zeigten mir ihre Werkbänke und erklärten mir, was sie gerade machten, und die Sekretärin lief mir nach und suchte mich mit einem Kakao in der Hand, den sie für mich gemacht hatte und der ein bisschen aus der Tasse schwappte, während sie mit ihren Pumps über das Laminat stöckelte; und ich durfte meinem Vater beim Arbeiten zusehen von einer Ecke aus, in die man mir einen Drehstuhl gestellt hatte. Später, als ich schon erwachsen war, hatte mein Vater versucht, mir seine Arbeit zu erklären, er sagte, die Mechanik sei phänomenologisch und nicht kontinuum-orientiert, und das hätte gefälligst jeder anzuerkennen, sonst sei er ein Idiot oder ein degenerierter Hund, aber ich habe nie verstanden, was das bedeuten soll.

Später erfuhr ich, dass mein Vater dem Ordinarius über Jahre hinweg jeden Monat tausend Mark überweisen musste; das war die Bedingung dafür gewesen, dass er die Stelle bekam. Und das war nicht das einzige Problem an München, sagte mein Vater. Kannst du dir vorstellen, was für Arschlöcher die Vermieter hier waren, sagte mein Vater. Die legten einfach auf, wenn sie meinen Akzent hörten; nur die höflicheren unter ihnen erfanden Ausreden. Einer hat mich am Telefon oral angegriffen, sagte er. Otto wohnte, weil er keine Wohnung fand, ein halbes Jahr auf einem Campingplatz im Münchener Süden. Er kaufte sich einen Wohnwagen (denselben, mit dem wir später Ski fahren gehen mussten) und holte sich einen Cockerspaniel aus dem Tierheim.

In München lernte mein Vater dann meine Mutter kennen, als er das Reisebüro *Vienna* betrat, in dem sie arbeitete. Er bat sie, für ihn den günstigsten Flug nach Tel Aviv herauszusuchen. Meine Mutter rief bei der El Al an und ließ sich mit einem Herrn Glanz und danach einem Herrn Strauß verbinden, sie sagte oft Grüß Gott und Merci dir und mei, bin ich dir dankbar, und schüttelte lachend ihre roten Locken. Mein Vater lud sie noch an diesem Abend zum Essen ein. Meine Mutter lebte mit Reisele, die noch ganz klein war und die sie vor der Arbeit mit ihrem Mini Cooper zu einer Tagesmutter brachte und die sie abends schlafend und bleischwer wieder auf den Beifahrersitz legte, in einer kleinen Altbauwohnung in bester Lage in Nymphenburg: Holzdielen, Erkerchen, Chippendale-Replikate aus den Fünfzigern. (Eure Mutter war eine sehr schöne Frau! Und das Kind war so lieb und ist mir gleich gegangen an der Hand!, sagte Otto)

Meine Mutter hatte sich nicht mit achtzehn verheiraten wollen, wie es sich damals gehörte, deswegen lebte sie allein. Sie hatte beschlossen, aus ihrem Vorort Freimann zu verschwinden, sich eine kleine Wohnung im Zentrum der Stadt gemietet, und ihr war egal, dass alle: Das ist ja unerhört! riefen.

Meine Mutter hasste alles, was mit Freimann zu tun hatte: Sie hasste das kleine, dunkle Haus in der von erwerbslosen und kinderreichen Familien erbauten Reichskleinsiedlung (ihr Vater wurde 1932, bevor er ein Grundstück in Erbbaupacht bebauen durfte, von einem Gutachter geprüft, dabei wurde nicht nur sein praktisches Geschick, sondern auch sein Freizeitverhalten, die Geneigtheit, sich gegenseitig zu helfen, abgefragt, weiter persönliche Schwächen wie Trunksucht, Zanksucht, Renommiersucht, Neigung zum Widerspruch und Überempfindlichkeit bewertet), die angemalten Bauernmöbel und das Gerede der

Nachbarn, sie hasste den langen Weg mit der Trambahn in die damals immer noch in Trümmern liegende Innenstadt aus Scherben, in der Kriegsversehrte am Bahnhof oder in Telefonzellen schliefen und hohlwangige Prostituierte auf zierlichen Absätzen durch die wenigen intakt gebliebenen Häuserzeilen stolzierten.

Seit meine Mutter vierzehn war, musste sie jeden Morgen um halb sieben eine Stunde durch die Stadt fahren, um ihre Ausbildung bei einem Rückversicherungskonzern zu machen. Sie hatte jeden Tag ihr *Bitscherl* dabei, das war eine Blechbüchse, in der sich ihr Mittagessen befand. Mittags legten alle Firmenazubis ihre Bitscherln in einen großen Wasserkessel und wärmten sich so ihren Mittagstisch auf. Sie aßen in einem Raum ohne Fenster. Meine Mutter hasste die Ausbildung, vor allem wegen der alten Nazis, die damals noch jeden höheren Posten besetzten. Sie beendete ihre Lehre so rasch, wie es eben ging, und dann beschloss sie, im Reisebüro zu arbeiten, denn die Welt war größer als das verreckte Freimann, sagte sie.

Ihr Chef im Reisebüro hieß Herr Kugel, und er war ein Holocaustüberlebender aus Wien. Meine Mutter war noch keine zwanzig und verbrachte ihre Tage zwischen mageren Männern mit diesen Tätowierungen auf den Innenseiten der Arme. Sie schwor, dass sie nie bessere, herzlichere und lustigere Menschen getroffen hätte. Ulla, sagten sie manchmal zu ihr, bei dir könnte man glatt glauben, dass du eine von uns bist. Meine Mutter wollte den Satz als Kompliment verstanden wissen. Ich glaube, das Leben meiner Mutter war schön, bevor sie meinen Vater kennenlernte.

Als mein Vater sie das erste Mal bei ihr zu Hause besuchte, sah er den Kamin und wunderte sich, wie es sein konnte, dass die Menschen in einer so reichen Stadt ohne Zentralheizung leben mussten. Ich hol dich hier raus, flüsterte er. Meine Mutter überhörte es, und er drängte sie bald, in eine Neubauwohnung zu ziehen, die zentral beheizt wurde.

*

Als ich acht war und Babi sieben, kauften meine Eltern in einem Anflug von Größenwahn ein Penthouse in einer Siedlung, die für die Athleten der Olympischen Sommerspiele errichtet worden war und nach deren Ende zu überhöhten Preisen an die Bevölkerung verkauft wurde.

Das Olympische Dorf war insbesondere unter Selbstmördern sehr beliebt. Sie kamen ins Dorf, fuhren mit dem Aufzug in den zwölften oder dreizehnten Stock der Hochhäuser im nach einer Fechterin benannten Helene-Mayer-Ring, gelangten über die Feuertreppe auf die Dachterrasse und ließen sich von dort auf die roten oder gelben Ziegel der Ladenstraße fallen. Ich wette, dass jedes Mal tausend Augen auf sie gerichtet waren, während sie stürzten und aufprallten, denn in den umliegenden Häusern wohnten unheimlich viele Menschen. Nach jedem Selbstmord gab es Nachahmer, sodass wir zu manchen Zeiten fast täglich auf dem Weg zur Schule oder zurück nach Hause die rot-weißen Polizeiabsperrungen sahen.

Der Kauf des Penthouses geschah auf den ausdrücklichen Wunsch meiner Mutter, die gerne amerikanische 1980er-Jahre-Serien schaute und die, wie alle Bewohner der

Stadt, keine Ahnung hatte, was ein Penthouse war, aber die vage Assoziation mit Amerika liebte.

Es hatte vorher zwei Männern gehört, Schwule, so wie der Freddie Mercury, waren das, hatte unsere Mutter uns begeistert erklärt, und dass sie mit einem Helikopter große Bronzespiegel in den neunten Stock hätten einfliegen lassen, um das ganze Wohnzimmer damit auszukleiden. (Wenn unser Bobtail Durchfall hatte, dann kackte er am liebsten an den Spiegel, sodass sich sein Durchfall tausendmal vervielfältigen konnte und tausendmal unsere Wand herunterrann. Wir fuhren aus dem neunten Stock ins Erdgeschoss, meine Eltern, meine Schwestern und ich und zwei große bellende Hunde, die Platzangst bekamen, sobald sich die Aufzugtüren schlossen.)

Lange Jahre dachte ich, meine Familie sei normal. Gut, ich wusste, die Sache mit den Hunden und den Spaghetti im Eis, dem Streit und dem Penthouse, all das waren Dinge, die es nur bei uns gab. Ich hatte als Kind Freunde, die hatten ein Geschwister und eine Katze und einen Zahnarztvater und eine Zahnarzthelferinnenmutter, und alle beteten den Herrn Jesus an und aßen um neunzehn Uhr das Abendbrot, das auf Melaminbrettchen serviert wurde. Für mich waren solche Mahlzeiten das Sinnbild der Normalität: Eine Familie sitzt an einem Eichentisch, man unterhält sich ruhig und mit zurückhaltendem Interesse, es gibt immer die gleichen Dinge zu essen und niemand schreit, niemand streitet, kein Hund bellt (und kein Hund rammelt unter dem Tisch dein Bein, diese schlechte Angewohnheit hatten all unsere Hunde, selbst die Weibchen).

Manchmal durfte ich *mitessen,* und ich setzte mich rotwangig vom Spielen an den runden Holztisch und trank ein Glas Mineralwasser, denn bei solchen Leuten gab es immer Mineralwasser aus Glasflaschen, zu dem sie Sprudel sagten und das sie in komisch riechende Gläser füllten. Ich war entzückt von dem Geräusch, das mein stumpfes Messer beim Schneiden eines Gurkenstückes auf den Brettchen machte.

Ich erinnere mich, dass bei meinen Freunden immer alles schrecklich schmeckte: Es gab farblosen Käse, weiße Gurken und Mischbrot, das, wie der Rest des Essens, eigentlich beige war. Aber vieles in meiner Kindheit schmeckte schlecht, denn ich war in ein Zeitalter hineingeboren, das das Food-Engineering gerade erst entdeckt hatte. Obst und Gemüse kamen ausschließlich aus holländischen Gewächshäusern und waren sehr günstig.

Im Penthouse hatte ich ein ganz schwarzes Zimmer, die Regale waren schwarz und alle anderen Möbel auch; die Wände waren mit schwarzer Seidentapete bezogen. Wir hatten dieses Zimmer von den Vorbesitzern so übernommen, und meine Eltern hatten keinen Grund gesehen, die edle schwarze Seidentapete zu entfernen; stattdessen bekam ich von nun an nur noch schwarze Gegenstände, Teppich, Bett, Schreibtisch, alles war schwarz.

Als ich Tann von dem schwarzen Zimmer erzählte, sagte er, nein, bitte, Timna, das ist nicht dein Ernst (denn er wuchs auf, wie man in Bayern auf dem Land aufwuchs: mit hellem Teppichboden und apricotfarbenen Wänden und Buchenmöbeln), und ich sagte, doch, Tann, meine

Eltern sagten, Seidentapeten seien kostbar und teuer und auch recht schön. Meine Mutter fand die Tapeten wirklich schick, denn sie vertraute ganz auf den Geschmack der Vormieter. Mein Vater kam schlichtweg nicht auf die Idee, dass Kinder in einer freundlichen Umgebung aufwachsen sollten. Tann sagte, deine Eltern haben ein achtjähriges Mädchen in ein schwarzes Zimmer gesteckt? Er überlegte kurz, ob er wütend werden sollte, dann schüttelte er stattdessen aber nur den Kopf.

Wir hatten unter der Treppe sogar eine Art Bibliothek, die sich vielleicht gut gemacht hätte, wenn sie nicht unter die Treppe gedrängt worden wäre. Mein Vater verbot uns, Bücher wegzuwerfen, dies war für ihn eine Sünde, weil wir, so sagte er ganz ernsthaft, dem Volk des Buches entstammten. Bei genauerer Betrachtung war die sogenannte Bibliothek nicht besonders imposant, mein Vater las nämlich seit Schulzeiten überhaupt nicht mehr. (Besonders gefallen schien ihm das Lesen nie zu haben, denn einmal habe ich sein Abiturzeugnis in einer beglaubigten Übersetzung gesehen und in jedem Fach hatte er eine Eins, sogar in rumänischer Geschichte, nur in rumänischer Literatur hatte er eine Zwei.) Einzelne, zu mathematischen Formeln verworrene Buchstaben und Ziffern sagten ihm mehr als Literatur. Meine Mutter las gerne Krimis und viktorianische Schmonzetten und ich Bücher über Dinosaurier. Doch am liebsten sahen wir alle fern, mein Vater ausgestreckt im Feinrippunterhemd und in einer Jogginghose auf einer Couch, den Kopf auf die Hand gestützt, meine Mutter mit einer Brille, die sie aus Eitelkeit nur zum Fernsehen trug, und meine Schwestern auf der anderen Couch, unter uns der Terrier, der einem sofort in die Fersen biss, sobald man den Fuß bewegte.

Später wurde unsere Bibliothek aufgewertet, denn die Tante eines Freundes meines Vaters starb. Der Freund war zu müde, um die Wohnung selbst auszuräumen, und zu geizig, eine Entrümpelung zu bezahlen. Deswegen schmückten wir uns mit dem ganzen bildungsbürgerlichen Inventar einer alten jüdischen Dame: Wir hatten plötzlich eine kostbare Täbrizbrücke (auf die die Hunde sich gerne übergaben), einige schöne Kommoden im Biedermeierstil und eine Bibliothek mit Judaica-Schwerpunkt. Mein Vater las kein einziges Buch daraus.

⋆

Als ich schon älter war und Lust bekam, Bücher, die nicht von der *untergegangenen Welt* oder jüdischen Nobelpreisträgern handelten, zu lesen, bat ich meine Freunde, die Lehrerkinder waren, um Hilfe. Sie wilderten für mich in ihren elterlichen Regalen und stibitzten hübsche Suhrkamp-Ausgaben, die ich in mein schwarzes Regal stellte. Viele bekam ich später auch von Tann.

Manchmal, wenn er über das Wochenende zu seiner Mutter fuhr, brachte er mir danach einen ganzen Stapel mit, den er in Zeitungspapier verpackt aus seinem Rucksack zog wie ein Wanderer eine Wurst. Manchmal schenkte er mir Reclamhefte, weil er es kurz vorher noch eine *Schande* genannt hatte, dass ich irgendetwas nicht gelesen hatte. Ich lächelte und sagte, o.k., Assimilation durch Bildung. Ich las alles, was er mir gab. Tann sagte, man müsse Bücher gut behandeln, und meine Eselsohren hielt er für Barbarei. Er verbot mir, Bücher aufgeschlagen auf den Nachttisch zu legen, und deponierte alte Fahrkarten und Kassenzettel als Lesezeichen neben meinem Bett.

Tanns Wohnzimmer hatte an drei Seiten Bücherregale. Die Titel waren nach einem System geordnet, das ich nie verstand, aber er wusste genau, welche Bücher er hatte und wo sie standen. Brauchte er ein Buch, ging er immer zum richtigen Regal und zum richtigen Fach und griff den richtigen Band.

Tann las mir einmal abends eine Geschichte vor, die einer geschrieben hatte, den sie ins Lager gesteckt hatten. Ich lag auf seiner Couch, deren Kissen ständig verrutschten, und er saß auf dem Teppich und lehnte am niedrigen Tisch aus Ebenholz. Es war eine kurze Geschichte, und sie handelte von einer gehässigen Krähe mit einer Überzahl an Beinen. Der letzte Satz lautete: Und die fünfbeinige Krähe kehrte in ihr fürchterliches Haus zurück, worauf Tann in Lachen ausbrach und sogar seine Zigarette auf den Teppich fiel, und er sagte, ist das nicht fabelhaft, Timna, die fünfbeinige Krähe geht zurück in ihr mieses Haus, Punkt, die Geschichte ist aus.

22

Haibarben

Meine Schwester und ich wurden im Penthouse vor lauter Unglück oft übermütig und formten unsere kleinen weißen Hände mit den abgekauten Nägeln zu Penissen und tanzten im Kreis über Ottos billige, maschinengeknüpfte Perserteppiche. Wir warteten darauf, erwachsen zu werden. Wir verbrachten manchmal ganze Tage vor dem Fernseher, denn meine Eltern sahen keinen Grund, uns nur ein oder zwei Stunden am Tag pädagogische Sendungen schauen zu lassen. Meine Mutter war froh, wenn sie in Ruhe ihre Arbeit machen und mit den Fluggesellschaften telefonieren konnte, hallo Herr Strauss, ja, Grüß Gott, Herr Hasenclever!, summte sie in das Telefon; mein Vater sah schlichtweg nichts Schlechtes am Fernsehen. Es war ihm egal, was wir machten, solange wir gute Noten nach Hause brachten. Gut meinte: Einser. Es gelang uns nie.

Er sagte, wir würden in der Gosse landen, vor allem Babi würde in der Gosse landen. Er sagte auch: Timna ist wie eine Erwachsene, Timna ist gescheit, Timna schlägt sich durch; Babi, sagte er, Babi ist dumm, Babi wird einmal einen Mann brauchen, der Geld nach Hause bringt! Babis Noten wurden nicht besser.

Wenn er, was selten geschah, schon nachmittags nach Hause kam, dann beschwerte er sich zwar über den Blödsinn, den wir anschauten, den letzten Dreck; den Abschaum der Gesellschaft schaut ihr euch an, sagte er dann und damit meinte mein Vater die Leute, denen wir im Fernsehen zusahen: tätowierte Arbeitsscheue, sexsüchtige Großmütter, Menschen, die, so dachte mein Vater, selbst schuld an ihrer Misere waren.

Wenn die Müllabfuhr kam oder der Briefträger, sagte unser Vater, dass uns das Schicksal dieser Leute blühen würde, wenn wir keine anständigen Noten heimbrächten, denn diese Leute, so wusste er, die wollten einfach nicht lernen; aber wir wussten, dass er ihnen die Schuld an ihren traurigen Berufen gab, um kein Mitleid haben zu müssen. Wenn mein Vater mit einem von ihnen zu tun hatte, schenkte er ihnen billige Schokolade oder ein paar Münzen.

Das letzte Stück auf dem Nachhauseweg von der Schule rannten wir fast, um den Anfang von Sailormoon nicht zu verpassen. Später schauten wir dann sämtliche Talkshows und danach alle Boulevardmagazine, und dann machten wir Hausaufgaben oder auch nicht, und an argen Tagen mussten wir uns noch von unserem Vater in seinem kleinen Büro erklären lassen, wie man Brüche addiert, und dann gingen wir ins Bett und waren froh, dass der Tag um war.

Babi und ich hassten die Schule, wir hassten das frühe Aufstehen, besonders im Winter, wenn es noch dunkel war, wenn Otto uns weckte und uns die Mägen vor Übelkeit schmerzten, wir schlaftrunken in den 43er Bus stiegen, dessen Vibrieren im Stau auch die in uns aufsteigende Magensäure zum Vibrieren brachte, bis wir uns in der Schulpause die erste Bananenmilch kauften.

Nachts weckten mich die Angst, der Streit meiner Eltern und manchmal ein schmatzendes Geräusch. Das waren die Haibarben, schreckhafte, immer nervös umherschießende Wildfänge aus dem Mekong, die Otto für sein Aquarium gekauft hatte, das oben an der Treppe stand. Wenn ich nachts das Geräusch hörte, wusste ich, dass die Haibarben wieder den Spalt zwischen den beiden Glasplatten, mit denen Otto sein Aquarium abgedeckt hatte, gefunden hatten: Sie verwendeten einen großen Teil ihres Lebens, vor allem die Nächte, darauf, mit vorsichtigen Sprüngen aus dem Wasser die Glasscheibe und deren Aussparungen über sich zu ertasten. Jeder dieser Sprünge machte einen dumpfen, leise vibrierenden Laut. *Klok.* Wenn einem Fisch der Ausbruch gelungen war, gab es das schmatzende, laute Geräusch, von dem ich aufwachte: Es signalisierte, dass einer der Fische die Holztreppe, die vom Aquarium ins Wohnzimmer führte, herabstieg.

Wenn ich aus meinem Bett stürzte und das Licht anmachte, sah ich dieses Bild: Ein glänzender sich windender Fischleib zuckte Stufe für Stufe unsere Treppe hinab, oft nur ein einziges Mal auf jeder einzelnen Stufe aufkommend. (Die Fische verhöhnten uns, sie kehrten die Verhältnisse um, sie befreiten sich selbst, sie nutzten die Menschentechnik.) Ich lief den Fischen die Treppe nach, oft rutschte ich aus in den kleinen Pfützen, die sie auf den Stufen hinterließen. Wenn ich die Barbe dann auf dem Perserimitat im Wohnzimmer zu fassen bekam, hob ich sie auf, meist war sie schon zu geschwächt, um sich in meinen kleinen Händen zu winden, doch ich spürte die kalten, harten Muskeln der Haibarbe an meinen Handinnenflächen pochen. Ich rannte mit dem Fisch in der Hand in die Küche und öffnete mit dem Ellbogen den Wasserhahn. Fische brauchen Wasser, denn sie haben Kiemen statt Lungen, dachte ich. Einige Augenblicke ließ ich das Wasser über den Fisch laufen, dann lief ich mit meiner tropfenden Last zurück nach oben, stieg auf einen Schemel, nahm den schwachen Fisch, dessen seitlich am Körper angebrachte Flossen nur noch schwach zuckten, in die eine Hand und ertastete mit der anderen den Spalt zwischen den Glasplatten, und dann ließ ich den Fisch ins Wasser gleiten. Manche der Fische starben, nachdem ich sie gerettet hatte, vielleicht auch wegen des kalten Leitungswassers (Fische hassen Temperaturunterschiede), und sie wirbelten am nächsten Morgen tot durch das Aquarium. Die meisten Haibarben aber erholten sich rasch und beeilten sich, bald wieder das grausame Klok-Klok-Klok-Spiel zu spielen.

Babi und ich baten meinen Vater oft, noch ein Stück Glas zurechtzuschneiden, aber er schloss den Spalt nie. Manchmal sagte er, das könne nicht sein, Timna, das bildest du dir nur ein, der Spalt ist zu klein, um die Fische entkommen zu lassen, oder er sagte, die Fische könnten gar nicht springen, aber ich glaube, er mochte den Spalt einfach, weil er ohne jede Mühe gepresste Fischfutterflocken in das Aquarium rieseln lassen konnte. Er verstand nicht, dass ich Angst hatte und panisch wurde, und wie immer, wenn ich vor Unruhe oder vor Angst ganz große Augen bekam und die Sätze, die ich sprach, sich fragmentierten, ging er in die Hocke, sah mir in die Augen und sagte mahnend: Timna, cool bleiben.

Gegenüber vom schwarzen Zimmer hatte mein Vater ein kleines Arbeitszimmer, das ein unangemeldet arbeitender Rumäne für ihn gemauert hatte. Wenn ich im Bett lag, hörte ich ihn oft mit sich selbst reden und irgendetwas in den Computer eingeben.

Ich weinte meistens, weil ich wusste, dass er schon sehr alt war, die Zeit verrann und er bald sterben müsse, und weil er immer so viel Geld für uns ausgeben musste. Letzteres wusste ich, weil mein Vater sich immer darüber beschwerte, wie teuer alles war: Benzin war teuer, McDonald's war teuer, Hundefutter war teuer, wir waren teuer. Meine Eltern stritten oft wegen Geld, weil mein Vater fand, dass meine Mutter verschwenderisch war, und das stimmte ja auch irgendwie.

Mein Vater mochte billige Autos, Kartoffeln und billige Hosen aus Polyester, meine Mutter Kleider von Valentino aus dem Schlussverkauf oder Sachen aus Schlangenleder. Für solche Dinge hatte sie vor Otto manchmal eine ganze Woche nachts gespült, um sie sich dann zu kaufen.

Unsere Mutter kaufte uns alles, was wir uns wünschten, notfalls auf Pump: Dutzende Barbies samt rosafarbenen Cabrios und Yachten, Röcke und Schuhe, Skateboards und Bücher, Gameboys und schließlich Hunde, Katzen und Ratten. Uns Kindern wurde manchmal schwindlig und sogar übel, wenn wir unsere kleine glitzernde Welt aus Plastik betrachteten, und wir wussten nicht, ob es noch die Langeweile oder schon der Überdruss war, was uns quälte.

Vielleicht waren es auch einfach die Geldsorgen, denn unsere Mutter klagte ebenso oft über ihre Geldprobleme, die sie eigentlich nur hatte, weil sie am liebsten Dummheiten wie das Penthouse shoppte und außerdem nie zu irgendetwas Nein sagen konnte; sie konnte nicht einmal Nein sagen, als wir uns einen Mini-Yorkshireterrier gewünscht haben, nachdem wir einen auf der Straße hatten umhertänzeln sehen, und nachdem ich zwei Wochen lang jeden Tag Post-its in ihren Terminkalender geklebt hatte, die ich mit Zeichnungen eines kleinen Hundes hatte beginnen lassen und die sich langsam zu Drohungen steigerten, was geschehen würde, wenn ich keinen Yorkshireterrier bekommen würde, gab sie schließlich den Widerstand auf.

Zwischendurch hatte sie sich natürlich mit meinem Vater beraten, doch eigentlich war ihre Ehe sowieso schon am Ende, wie man sagt, sodass meine Mutter seine Ratschläge nicht weiter ernst nahm. Was soll's, Otto, sagte sie, auf einen mehr kommt es auch nicht mehr an, zwei oder drei Hunde, asozial sehen wir sowieso schon aus. Mein Vater rief, tu mir das nicht an, nicht noch ein Hund kommt mir ins Haus! Meine Mutter sagte, aber die Kinder wollen ihn eben, und sie haben es schwer genug, gönn ihnen doch das kleine Zamperl, nie gönnst du ihnen was, du wirst ihn ja kaum bemerken, so klein, wie der ist. Mein Vater wurde immer wütender und schrie meine Mutter an, dass sie sein hart verdientes Geld mit beiden Händen aus dem Fenster werfe, für nichts, für nichts, für Scheiße! Und dann drohte er, dass er sofort aus dem Penthouse ausziehen würde, denn die Hoffnung, dass meine Mutter das von sich aus tun würde, hatte er aufgegeben. Und als meine Mutter an einem Freitagnachmittag, an dem sie schon eine Flasche Dornfelder getrunken hatte, ein Taxi bestellte, dem Fahrer siebenhundert Mark in bar mitgab und ihn zu einem Zoogeschäft am Stachus schickte, das damals noch Welpen verkaufte, machte mein Vater seine Drohung wahr und zog in eine Dreizimmerwohnung ein paar Straßen weiter, aber ich dachte nur an den Hund. Ich spürte die Langeweile und den Überdruss schon, aber weinte trotzdem vor Glück, als ich den Welpen, der in meine zwei Kinderhände passte, an meine Wange drückte.

Wir nannten den Welpen Micki, und wenn die Leute beim Gassigehen fragten, wie das um ihre Beine wuselnde Knäuel denn heiße, sagte meine Mutter: Micki, und ergänzte: der Scheidungsgrund. Micki, der Scheidungsgrund, das klingt wie ein Adelsprädikat, sagte unsere Nachbarin Renate und lachte ein feuchtes Raucherlachen.

Meine Eltern hatten aber schon lange vor Micki zu streiten begonnen, und zwar immer, wenn sie dachten, wir sind schon im Bett. Mein Vater kam in dieser Zeit immer spät von der Arbeit, und dann fingen sie an. Ich bekam ihre Streite immer mit, denn mein schwarzes Zimmer lag neben ihrem Schlafzimmer.

Wenn meine Eltern am Wochenende tagsüber stritten, wurden wir erst ärgerlich, weil wir den Fernseher nicht mehr verstanden, und bekamen dann Angst, weil wir allmählich den Hass bemerkten, der sich zwischen sie gedrängt hatte. Meine Mutter nannte meinen Vater einen rumänischen Juden, was für sie eigentümlicherweise ein Schimpfwort geworden war, manchmal nannte sie ihn aber auch einen Hornochsen, einen Geizkragen oder auch einfach Wichser. (Das Wort hatte sie von unseren Nachbarn übernommen: Die Frau schrie ihrem fremdgehenden Mann Wolfi-du-Wichser! nach, und ihr Geschrei hallte durch das ganze Haus, und der Ausdruck ging in unseren Familienwortschatz über.) Mein Vater sagte zu meiner Mutter, sie sei eine Säuferin, und das sagte er mit seinem unangenehm zischenden S, *ßßßßäuferin,* und er machte sich oft darüber lustig, dass wir nur ein bayerisches weiches S hatten und kein knüppelhartes großes ß, wie er, der fast alle Sprachen der Welt sprechen konnte, ein ß, mit dem man Wälder fällen und Leuten das Genick brechen konnte. Für solche Feinheiten hatte aber keiner Nerven, wenn meine Eltern stritten, die ßßßß waren einfach da.

Hört auf, riefen wir, hört auf zu streiten! Wir wollten keinesfalls Scheidungskinder sein. Aber unsere Eltern hörten nie auf uns. Und sie hörten nie auf zu streiten. Unser einziges und letztes Drohmittel bestand darin, in unseren bunten Schlafanzügen die Türe zur Dachterrasse des Penthouses aufzureißen, barfuß auf die Pflanzentröge aus Beton und von dort auf die Brüstung zu steigen und zu rufen: Wenn ihr nicht sofort aufhört, springen wir da runter!, und wenn wir Glück hatten, bemerkten unsere Eltern uns, bevor uns ernsthaft schwindlig wurde, denn wir wohnten im neunten Stock und hatten beide Höhenangst, und dann liefen sie besorgt zu uns und rissen uns wie reife Tomaten von der Brüstung; manchmal weinte unser Vater sogar oder unsere Mutter, und wenn wir wirklich Glück hatten, hörten sie dann für einen oder zwei Tage auf zu streiten, bevor meinem Vater wieder einfiel, wie viel Geld meine

Mutter ausgab, oder meine Mutter sich daran erinnerte, dass sie einmal ein ganz anderes Leben gewollt hatte.

*

Mein Vater hatte ein fensterloses grün gekacheltes Badezimmer neben seinem Arbeitszimmer, in dem es immer nach feuchten Wänden und ungewaschenen Handtüchern roch. Meine Mutter, meine Schwestern und ich durften nur das große weiße Badezimmer benutzen, das meine Mutter das *Weiberbad* nannte. Nachdem mein Vater ausgezogen war, setzte meine Mutter darin sieben kleine Ratten aus, die meine weiße Laborratte geboren hatte. Unsere Mutter gab ihnen allen biblische Namen (wie zwölf Jahre vorher uns Schwestern auch) und Nathan und Emanuel und Samson wurden dank der feinen Kost, die meine Mutter ihnen ins Badezimmer brachte, wobei sie immer rasch die Tür schloss, damit keine Ratte türmte, immer fetter. Nach einigen Wochen sahen die Tiere keinen Grund zur Flucht mehr. Die adipösen Ratten saßen bald nur noch auf der Toilettenspülung und warteten geduldig auf den nächsten Sahnepudding mit künstlichem Erdbeeraroma. Sie waren nun die heitersten Bewohner des Penthouses. Bis heute kümmern wir, die wir noch übrig sind, uns um Ratten. Wenn wir in der Stadt diese Köderboxen mit Rodentiziden sehen, bücken wir uns unauffällig und werfen das Gift in die nächste Aschentonne.

Unsere komische Familie: Wir stülpten Gläser über Fliegen, um sie mithilfe eines untergeschobenen Papiers nach draußen zu lassen; wir brachten verletzte Igel, Enten,

Tauben, Raben und sogar Schnecken mit nach Hause, deren Häuschen Babi mit Tesafilm reparierte. Als einmal die Küche von Motten befallen wurde, alle Mehle, Müslis und Backmischungen vor kleinen Maden wimmelten, brachten wir Klebefallen am Küchenschrank an und hatten jedes Mal Gewissensbisse, wenn eines der schönen Tiere sich die Flügel zerriss beim Versuch, sich von der Leimplatte zu lösen. Wir drückten mit den Fingern auf die Mottenkörper, bis sie sich nicht mehr bewegten. Uns gegenseitig quälten wir dafür so viel wie möglich.

*

An dem Tag, an dem meine Mutter sich von meinem Vater scheiden ließ (oder vielmehr: er sich von ihr), lud sie mich in ein viel zu teures Restaurant ein. Ich war gerade elf geworden.

Ich traf sie nach der Schule am Stachus, ganz allein, denn Babi hatte Nachmittagsunterricht, während meine Eltern sich scheiden ließen (und wo Reisele, die gerade achtzehn geworden war, sich herumtrieb, wie mein Vater sagte, wusste keiner so genau); ich kam aus der Trambahn, und meine Mutter kam aus dem Justizpalast, einem neobarocken Monstrum, durch dessen Gänge Anwälte liefen, die damals schon koffergroße Mobiltelefone mit sich herumschleppten. Mein Vater war wahrscheinlich schon in seinem Subaru davongefahren, jedenfalls sah ich ihn nicht, und irgendwie wusste er auch, dass wir ihm die Schuld gaben an der Scheidung. (Wir hatten ja gewollt, dass unsere Eltern zusammenbleiben, und den Yorkshireterrier hatten wir auch gewollt.) Ich wartete an dem großen Brunnen vor dem McDonald's, und ich sah den Schulschwänzern zu, wie sie sich mit Pommes frites bewarfen. Dann kam meine Mutter.

Ich sah, dass sie über Nacht dicke Lockenwickler getragen hatte, denn ihr saßen vom Haarspray steife glänzende Locken auf den Schulterpolstern. Sie trug eines ihrer dramatischeren 80er-Jahre-Kostüme mit viel schwarzer Spitze und Stilettos. Sie war traurig, aber sie zwang sich, sich gerade zu halten, Brust raus, Bauch rein, so wie wir halt immer dastehen sollten, nicht wie irgendwelche Büffel oder Provinztrampel. Ich spürte ihre Traurigkeit, aber ich wollte auch so tun, als wäre ein schöner Tag. Meine Mutter lächelte mich traurig an, und ich sah ihre Zahnlücke, die es schon lange nicht mehr gibt, die sie aber Babi vererbt hat. Auf den Schneidezähnen um die Zahnlücke hatte meine Mutter ein bisschen pinken Lippenstift, wie fast immer.

Heute gönnen wir uns was, Timna, sagte sie, dann gingen wir zum *Mövenpick,* und wir wurden in einen venezianischen Saal mit schönen Fresken gesetzt, und meine Mutter bestellte mir ein Cola und sich ein Weißbier und dann aßen wir Spaghetti mit Gamberetti, nachdem wir den Kellner gefragt hatten, was Gamberetti waren, und gaben, aus Angst, für Parvenüs gehalten zu werden, viel zu viel Trinkgeld.

Heißt du jetzt eigentlich wieder so wie vorher, fragte ich sie und meinte: vor Otto. Meine Mutter hieß mit Mädchennamen nämlich Weininger. *Wie der Philosoph,* sagte sie früher immer, und manchmal dachte sie laut darüber nach, ob sie wohl von Otto Weininger abstammte. Mama, sorry, du stammst von ein paar Bauern aus Niederbayern ab, riefen wir dann, und meine Mutter lachte und sagte, stimmt, das sieht man ja auch. Und tatsächlich: Wir sahen alle ein bisschen aus wie Rindviecher. Nur der Otto, betonte sie dann, der schaut aus wie ein Hollywood-Schauspieler, aber dafür benimmt er sich wie ein Rindviech und isst wie ein Schwein, und dann lachten wir alle, denn wir erinnerten uns alle gerade in diesem Moment an die gleichen Dinge, daran, wie Reisele mir mit der Gabel in den Handrücken sticht, weil ich schneller den letzten Bissen aus der Schüssel gefischt habe; daran, wie Otto uns Töchtern Tennisbälle zuwirft und Ihr Idioten! ruft, weil wir keinen einzigen Ball treffen, bis meine Mutter vor Lachen fast weinen muss; daran, wie wir zusammen Parkett verlegen und ich meinem Vater Holzstückchen bringe und Handtücher für seine alten Knie.

Als ich meiner Mutter diese Frage stellte, schaute sie mich an, lächelte und schüttelte den Kopf. Sie behielt seinen Namen, und sein Name steht auf ihrem Grabstein.

23

Mittwoch bis Freitag und Samstag bis Dienstag

Kurz nachdem mein Vater wegen Micki, dem Scheidungsgrund, ausgezogen war, lernte meine Mutter Heinz kennen, als der gerade dabei war, zwischen die Stelen der sogenannten Olympiadorf-Weltuhr zu pissen. Er kam aus dem Dorfkrug, der einzigen Kneipe im Olympischen Dorf für richtige Alkis. Die Wirtin hieß Conny, und meine Mutter hatte dort Hausverbot, weil sie Conny eine DDR-Hure genannt hatte. Meine Mutter hasste Kneipen aber sowieso. Selbst wenn sie richtig einen sitzen hatte, waren ihr die anderen Alkoholiker zu dumm und zu unappetitlich und zu selbstmitleidig, sagte sie. Lauter alte Deppen, sie hatte junge Leute lieber. Manchmal ging sie in die Kneipe, die man den Studenten gebaut hatte, die in diesen perversen, bunt angemalten Zementwaben lebten, die überall in der Welt berühmt sind.

Überall auf der Welt gingen die Uhren ruhig und regelmäßig und in Marrakesch wie in Toronto schlugen die Sekunden und die Minuten die Stunden tot; das bewies die Olympiadorf-Weltuhr, die Zeit verging überall auf der Welt schmerzlos, seit die Uhren digital waren und die eins gleichgültig eine zwei wurde und die zwei dann eine drei, kein Zittern und kein Beben der Zeiger im Olympiadorf ihr Vergehen bedauerte.

Heinz kam aus einem Kaff im Voralpenland, und er mochte unsere Hunde; Heinz hatte plötzlich dreitausend Mark, die ebenso schnell wieder verschwanden, wie sie zu ihm gekommen waren; Heinz hatte einen BMW Alpina, mit dem er besoffen auf die Autobahn nach Rosenheim fuhr; Heinz hatte nicht mehr viele Zähne, sodass er am liebsten Gulasch für meine Mutter und die Hunde kochte. Ich glaube, meine Mutter brachte Heinz am selben Abend, als mein Vater uns verließ, mit nach Hause. Otto tobte, als er davon erfuhr. Wir Schwestern wohnten noch eine Zeit mit Heinz im Penthouse.

Nacheinander starben die Hunde. Der weiße Terrier starb, als ich Klavier spielte, neben meinen Füßen und dem Pedal. Der Bobtail bekam Arthrose, und wir trugen ihn eine Weile noch Gassi, dann kam ein Tierarzt und schläferte ihn ein. Der Tierarzt sagte dann, dass so ein großer Hund nicht in seinen Kofferraum passt und auch nicht in seine Tiefkühltruhe, und so wickelten wir den Hund dann in eine Decke ein, und Heinz legte ihn auf die Dachterrasse, und sein totes Fell zitterte ein bisschen an den Stellen, auf denen keine Decke lag, denn um das Penthouse schlich immer ein wenig Wind, und wir standen um ihn herum und weinten und kicherten, und am Tag darauf brachte Heinz den Hund im Alpina in das Krematorium für Haustiere.

*

Mein Vater sprach nie wieder über die Hunde, aber dafür sehr viel darüber, wie schön es sei, wieder alleine zu wohnen. Es ist mir so gut alleine!, sagte er. Ihr Töchter fehlt manchmal, aber in meinem Herzen seid ihr ja. Und das reicht meistens, ergänzte er.

Nach ein paar Wochen ließ er sogar das Klavier aus dem Penthouse abholen und stellte es in den Flur seiner neuen Wohnung. Timna und Babi, ihr könnt bei mir üben Klavierspielen!, sagte er. Babi und ich bekamen je einen großen Raum, und unser Vater kaufte komplette Jugendzimmereinrichtungen für uns: Bett, Kommode, Schrank aus Pressspanholz. Sich selbst suchte er das kleinste Zimmer aus, und extra dafür baute er ein ganz schmales Bett, und es sah so ungemütlich und abweisend aus, dass man seine Gedanken lesen konnte: Es war, als fürchte er, dass er versehentlich einmal unsere Mutter hereinbitten könnte.

Mein Vater weigerte sich, das Penthouse zu betreten. Er rief uns dort an, und wenn meine Mutter oder Heinz den Apparat abnahmen, legte er sofort auf. Dann rollte unsere Mutter mit den Augen und sagte, der Depp!, und dann rief unser Vater wieder an, und wir hoben ab. Jeden Mittwoch und jeden Freitag gingen wir zu ihm und aßen rumänischen Auflauf und stritten mit ihm, weil wir keine Lust hatten, Klavier zu üben. Mein Vater sorgte dafür, dass das Penthouse zwangsversteigert wurde, weil er nicht wollte, dass meine Mutter und Heinz darin wohnten. Der Goj lebt auf meine Kosten!, rief er. Ihr müsst zu mir ziehen, ihr seid meine Kinder! Wir zuckten mit den Schultern und sagten, wir wohnen einfach bei euch beiden.

Eines Tages saßen wir inmitten von Umzugskartons,

in meiner Erinnerung geschah das ganz plötzlich, als hätten wir uns völlig überraschend und ganz unvorbereitet in dieser Situation wiedergefunden; und in die Umzugskartons hatten wir unsere Klamotten, unsere *Lustigen Taschenbücher,* unsere Kuscheltiere und unsere Skateboards gelegt. Meine Mutter war nervös und rauchte eine Marlboro Lights nach der anderen, und dauernd fielen ihr neue Dinge ein, die wir einzupacken vergessen hatten, aber in Zukunft unbedingt brauchen würden. Timnababi, ist die Nähmaschine noch im Keller? Timnababi, habt ihr die Heizdecke eingepackt?

Babi und ich langweilten uns, und wir hatten auch keine Lust auf eine weitere neue Wohnung, wir öffneten Kartons, zogen Comics heraus, setzten uns auf die Kartons, bis sie zusammenkrachten und Porzellan aus ihnen fiel und unsere Mutter schimpfte, aber unsere Mutter schimpfte nie lange mit uns. Dann klingelte es, und die neue Penthouse-Familie kam.

Die neue Familie bestand aus einem Vater und einer Mutter, die so aussahen wie die Zahnarztpaareltern meiner Grundschulfreunde, Leute, die gerne Vollbäder nehmen und sich Schnittblumen kaufen, und zwei blonden Buben mit dünnem, fast durchsichtigem blonden Haar, denen unsere Mutter, bevor wir uns verabschiedeten, noch einen Stapel Micky-Maus-Hefte schenkte. Die Jungen sahen uns nach, als wir zur Tür gingen und das letzte Mal mit dem Aufzug herunterfuhren, diesmal ohne bellende Hunde, dafür mit viel Gepäck. Die Eltern der Jungen hatten bei der Zwangsversteigerung den Zuschlag bekommen.

Wir zogen nur ein paar Häuser weiter in eine kleine Wohnung, in der wir ziemlich lange wohnen bleiben durften, weil der Vermieter ein weiches Herz hatte, vor allem, wenn man bedenkt, dass Heinz seinen Mietanteil nie bezahlt hat und auch meine Mutter bald aufhören sollte, regelmäßig Miete zu überweisen. Babi und ich blieben dort von Samstag bis Dienstag. Von Mittwoch bis Freitag wohnten wir bei Otto. Das Dumme an der neuen Wohnung unserer Mutter war: Sie befand sich im gleichen Haus wie die neue von unserem Vater. Aber unsere Mutter sagte, mei, eine andere finden wir so schnell nicht, und für euch, Timnababi, ist es ja recht praktisch: Im dritten Stock wohne ich, und im vierten Stock wohnt der Alte. (So nannte sie meinen Vater seit Kurzem. Mein Vater nannte sie jetzt: *eure Mutter.*)

Wir gingen auch von Mittwoch bis Freitag oft zum Essen zu meiner Mutter und zu Heinz. Sie wusste, dass wir bei meinem Vater nur Zeug aus der Mikrowelle bekamen (dazu gab es immer einen Salat aus diesen billigen, pfirsichfarbenen Tomaten von Lidl, von denen wir alle Ausschlag um die Mundwinkel bekamen. Man muss jeden Tag essen Salat!, sagte mein Vater). Meine Mutter kochte für uns, und sie kochte unheimliche Mengen, die aufzuessen uns nicht einmal gelang, als wir dicke, unsportliche Teenager waren und uns mit den Ellbogen auf dem Tisch abstützten und uns Löffel um Löffel in den Mund stopften, ohne nachzudenken. Selbst wenn man isst, ohne nachzudenken, ist der Magen von begrenzter Größe.

Mein Vater sagte, er könne so viel essen, wie er wolle, er kenne keine Grenze, und sein Magen habe eine unendliche Kapazität. Mein Vater konnte auch eine ganze Flasche Mineralwasser auf einmal austrinken. Meine Mutter erinnerte sich an all das, und die Reste des Essens packte sie in eine der Rosenthal-Schüsseln, die wir nun benutzen und sogar in die Spülmaschine legen durften, bis das zarte Golddekor ausblasste. Bringt das dem Alten mit, sagte unsere Mutter. Mein Vater sagte, eure Mutter will mich vergiften!, aber er aß trotzdem sofort alles auf. Meine Mutter war, obwohl sie meinen Vater genauso hasste wie er sie, großzügig geblieben.

An Weihnachten durften wir ihm eine große Blechdose mit Plätzchen bringen, die meine Mutter gebacken hatte: Sie waren sehr hässlich, weil meine Mutter sie mit einem Glas ausgestochen hatte und der Teig sich davon nicht entfernen ließ. Wir liebten diese hässlichen Plätzchen: Sie waren duftend und buttrig und süßer als das Leben. Mein Vater aß die Blechdose wortlos sofort leer und sagte nie Danke. Ich brachte meiner Mutter die leere Dose zurück, und sie lachte.

Meine Eltern begegneten sich gelegentlich im Aufzug, dann sahen sie entweder beide auf den Boden, oder sie beschimpften sich und schubsten sich herum, und das muss ziemlich schwierig gewesen sein, denn der Aufzug war nur für vier Personen ausgelegt. Sie sprachen darüber nicht, aber wir Schwestern hörten das Geräusch, das der wackelnde Aufzug im Schacht erzeugte, bis in die Wohnung. Wir Schwestern gewöhnten uns an, nur noch über die Feuertreppe in den dritten oder vierten Stock zu gelangen. Wenn Otto uns mit den Hausaufgaben auf die Nerven ging oder uns abends nicht aus dem Haus lassen wollte, schlichen wir uns zu unserer Mutter. Wenn wir hörten, wie sie mit den Flaschen unter der Spüle hantierte, gingen wir die Treppe hinauf.

*

Meine Mutter und Heinz hatten ein paar alte Möbel aus dem Penthouse in die neue Wohnung gerettet, die aber für die neue Wohnung zu groß waren. Heinz und meine Mutter fuhren mit dem Alpina nach Niederbayern und kauften einem Bauern zwei sandfarbene Kätzchen ab, meine Mutter bestellte aus Polen einen neuen Hund, und weil sie, seit mein Vater weg war, noch mehr Wert auf eine antiautoritäre Erziehung ihrer Haustiere legte, roch bald fast jedes Kissen und jeder herumliegende Pullover nach Pisse.

Im Erdgeschoss wohnte Renate, mit der meine Mutter Freundschaft schloss, aber eher aus Mitleid. (Meine Mutter war froh, jemanden zu kennen, mit dem *sie* noch Mitleid haben konnte.) Renate war im Haus sogar noch unbeliebter als wir, denn jedes Mal, wenn sich ihre Haustüre im Erdgeschoss öffnete, musste man den Atem anhalten, so schlimm roch es. Die Renate ist ein Messie, flüsterte meine Mutter, und dann erklärte sie mir, was ein Messie war (der Begriff war damals neu und sehr in Mode). Gegen Renate waren die Aufzugstreitereien meiner Eltern nichts, auch wenn die alte Schachtel, die neben meinem Vater wohnte, sagte: Wie ein so fescher Herr mit dieser Frau verheiratet sein kann, verstehe ich schlichtweg nicht, mein verehrter Herr B.!

Einmal lud Renate meine Mutter und mich in ihre Wohnung ein, und wir konnten kaum sprechen, weil wir uns nicht trauten, die Luft aus Renates Wohnzimmer einzuatmen. Renate hatte einen Schäferhund namens Jasmin, den ich manchmal streichelte und dessen Fell eine hartnäckige Schicht aus Talg und Rauchgeruch auf meinen Handflächen hinterließ. Renate, so sagte meine Mutter, war einmal eine intelligente Frau gewesen, die irgendwelche Naturwissenschaften studiert hatte. Dann, so erzählte es meine Mutter, hat ein Mann sie abgezockt und sich eine Jüngere gesucht, denn Timna, das merkst du dir, Männer sind allesamt Wichser (und sie zog eine Linie von Wolfi, dem Wichser, zu meinem Vater, dem Wichser, und dann erzählte sie noch von all den Wichsern, die ihre schönen Freundinnen verarscht und abgezockt hatten, bis ich den Eindruck hatte, die ganze Welt bestehe nur aus Wichsern, die immer hinter dem nächstbesten Paar junger Brüste her waren). Ich sah meine Mutter an und sagte, aber der Heinz ist doch zehn Jahre jünger als du? Meine Mutter lachte und half mir, mit einer Kratzbürste die Rückstände aus dem Fell des Schäferhundes von meiner Hand zu waschen.

Renate wurde eines Tages erhängt in ihrer Wohnung gefunden. Eine Freundin nahm den Schäferhund auf, und Renates Besitztümer wurden von einer Entrümpelungsfirma hinter den Wohnblock gestellt, um von der Müllabfuhr abgeholt zu werden. Babi und ich fanden dort einen metallenen CD-Ständer und die gelblichen Gartenstühle, die Renate in ihrem Wohnzimmer stehen hatte. Wir überlegten kurz, ob wir den CD-Ständer mit nach oben nehmen sollten, aber als wir das kalte, schmutzige Metall berührten, schauderte es uns, und wir liefen uns schnell die Hände waschen.

24

Super 8

Ein Freund meiner Eltern, Michael, hat einmal vor vielen Jahren ein Video von uns gedreht mit seiner Super-8-Kamera. Manchmal sieht man Michaels behaarte Hand im Bild, wenn er die Kamera scharf stellt, und ich erinnere mich genau an seinen ungelüfteten Geruch. Er roch wie das Schlafzimmer unserer Omama, nachdem jemand dort ein bisschen Axe-Deo versprüht hat, sagte Babi.

Michael war zwölf Jahre jünger als mein Vater und damit etwa im Alter meiner Mutter. Er lebte bis zum Tod seiner Mutter bei ihr, nicht weit von unserem Penthouse entfernt.

Michael hatte genau genommen überall Haare, sogar an den Ohren, und immer wenn jemand ein Wort mit einem weichen »ch« sagte, schüttelte er sich, obwohl er schon sehr lange in Deutschland lebte. Wie fast alle Israelis sagte er: *Isch möschte,* und wie fast alle Ausländer, die ich in meinem Leben kennengelernt habe, fand er das Wort *lecker* besonders abstoßend. Michael gründete nie eine eigene Familie, und nachdem seine Mutter sehr alt gestorben war, nahm er sofort ihren Platz ein, alterte um dreißig Jahre und bewegte sich fortan nur noch mithilfe von Rollator, Dreirad und Elektromobil fort. Er hatte sämtliche

Zivilisationskrankheiten, die es gab, vor allem die jüdischen wie Diabetes und Osteoporose. Es war dennoch abzusehen, dass er sehr lange leben würde, denn Michael gehörte zu jener Sorte Hinfälliger und Gebrechlicher, die sich nie beklagten und deshalb vom lieben Gott mit unzähligen Tagen bedacht wurden.

Michael war also sehr genügsam, vor allem, wenn man sich überlegt, dass er ständig Geld, Wohnungen und einmal sogar einen ganzen Appartementblock erbte, um den mein Vater ihn sehr beneidete; und meine Mutter erzählte uns, dass er manchmal zum Abendessen einfach eine Dose Katzenfutter aß. Unsere Familie hatte er gerne, er besuchte uns oft, und einmal drehte er das Video von Pessach 1993. Wir tragen darin alle sehr bunte Kleidung aus Ballonseide. Auf dem Boden liegt Geschenkpapier, denn Babi liebte es, uns allen Geschenke zu machen, der Anlass war ihr egal. (Sie bastelte dazu Karten, auf denen sie die Unterschriften aller Familienmitglieder sehr ungeschickt fälschte, weil sie uns das Gefühl geben wollte, dass wir achtsam und liebevoll miteinander umgingen. Am liebsten verschenkte sie ihre Spielsachen, die sie dann in Weihnachtsgeschenkpapier verpackte und uns ernst und feierlich überreichte, und wir taten dann so, als würden wir uns freuen, und Babi schloss vor Rührung die Augen.) Auf dem Tisch liegen ein paar Polly-Pocket-Figuren und Stifte, die wir von Babi geschenkt bekommen haben. Ich hatte Babi nur ein Geschenk gegeben: ihren Namen. Babi kam genau ein Jahr nach mir auf die Welt, und wir wuchsen wie Zwillinge auf, und wenn die duftenden, beringten Hände meiner Mutter meine Schwester neben mich auf den Teppich setzten, sagte sie: Schau her, Timna, ein Baby, und ich wollte Baby sagen, aber ich sagte: Ba-bi, und irgendwann vergaßen wir alle, dass Babi eigentlich wie eine biblische Prophetin heißt und nicht Babi (und schon gar nicht *der Babi*).

Jedenfalls: Auf dem Video sitzen wir um den Esstisch, es gibt nur verbotene, gesäuerte Speisen, mein Vater trinkt Caro-Kaffee aus einer Tasse von El Al, der geneigte Kopf des Bobtails taucht alle paar Sekunden auf der Tischplatte auf, und aus ihm schlängelt sich eine rote, nasse Zunge, die tastend versucht, sich Essen von den Tellern zu greifen. Babi ruft, guck mal, Michael, der Joe, und damit meint sie den Bobtail, und Michael kommt näher und filmt die hungrige Zunge des Bobtails, und nach einigen Sekunden hat man das Gefühl, die Bobtailzunge hat Augen bekommen, denn sie kommt dem Essen gefährlich nahe. Mein Vater lacht weiter, er sagt, Billi, brrrr, und stößt mit seinem Fuß in die Rippen des anderen Hundes, und der andere Hund wird ärgerlich und sagt dann wirklich brrrr, und dann laufe ich zu meinem Vater und sagte, ich kann schon bis zwanzig zählen, und dann zähle ich, eins, zwei, drei, und bei jeder Zahl hüpfe ich auf und ab und mein Pferdeschwanz hüpft auch, und mein Vater lobt mich, denn ich bin erst fünf. (Ein paar Jahre später lobte er mich, wenn ich altertümliche Ausdrücke wie anno dazumal oder Oheim nutzte. Er ging in die Hocke und sagte, was hast du da gerade gesagt, mein Kind? Ich sagte: Anno dazumal waren wir mit dem Wohnwagen in Slowenien. Die Augen meines Vaters blickten wehmütig, und mein Vater sagte, woher hast diese Wörter, in so schönen Wörtern hat dein Otata auch geredet, und dann dachte er, ich hätte eine Art Inselbegabung, dabei redete ich einfach so, wie Dagobert Duck in meinen Comics sprach und von denen ich so viele lesen durfte, wie ich wollte.)

Reisele ist auch mit auf dem Film. Sie war gerade zu Besuch, weil Pessach in die Osterferien fiel, und trägt ein Bandana im Haar; sie war ein großer Fan von den Guns'n'Roses und schwärmte für Axel Rose und sein goldenes, dünnes Haar. Ihr eigenes Haar ist schwarz und schwer wie die Vorhänge aus der Universität, die mein Vater geklaut hat, und sie ist ein bisschen schüchtern, und dann holt sie ein Frolic aus der Küche und hält es über die Hunde und die Hunde springen hoch und sie ruft, guck mal, Michael, die machen Kunststücke, aber Michael filmt sowieso schon. Dann kommt meine Mutter aus der Küche, und sie trägt ein schwarzes T-Shirt und eine Platte mit Nudeln und sagt, oh nein, Michael, mich nicht, ich schau so furchtbar aus auf Videokassette, und Michael sagt aus dem Off, nein, du siehst ganz normal aus. Der Film endet, nachdem wir uns alle gesetzt haben. Wir winken, nur Reisele versucht, die Bobtailschnauze unter die Tischplatte zu drücken. Michael gab uns den Film, nachdem unsere Mutter gestorben war. Er überspielte das Super-8-Band auf CD und er bastelte ein Cover aus dreidimensionalen Buchstaben mit Farbverläufen, auf denen stand: *Pessach 1993 bei den B.s.*

25

Ein Haus ohne Geschichte
oder
Im Garten gibt es keine Ameisen

Gerade als wir mit der Schule fertig waren und uns eigene Wohnungen gesucht hatten, hatte mein Vater beschlossen, seine Dreizimmerwohnung im Olympischen Dorf an eine schwäbische Familie zu verkaufen und sich aus dem Erlös ein richtiges Haus mit Einbauküche und Hobbyraum zu gönnen. Angeblich, so sagte er, wollte er näher bei uns sein, aber wir lachten ihn damals aus und sagten, in deinem Alter ist es sehr praktisch, das Neuperlacher Krankenhaus als Nachbarn zu haben! (Otto war damals schon über siebzig und unsere Mutter schon fast tot, aber das war ihm egal, denn sie lebten schon lange nicht mehr zusammen, und wenn es nach ihm gegangen wäre, wäre alles, was von ihr in seinem Leben zurückgeblieben wäre, der Ordner mit der Aufschrift URSULA in seinem Arbeitszimmer.)

Um das Reihenhaus zu finden, fuhr ich monatelang mit Otto jeden Samstag ziellos durch die Vororte. Morgens holte mich Otto in seinem roten Auto ab, und wenn ich nicht pünktlich vor meiner Haustüre wartete, dann stellte er sich auf den Bürgersteig, beleidigte die empörten Mütter, die mit ihren Kinderwägen nicht mehr vorbeikamen und die Straßenseite wechseln mussten, als dicke Kühe und hupte, bis ich die Treppe heruntergerannt kam.

Wir gingen auf der Suche nach einem Haus nicht mit Plan vor: Wir fuhren einfach den Schildern Richtung Autobahn nach in irgendwelche Randbezirke, die wir für die Peripherie hielten, weil wir dort billigere Häuser vermuteten, wir hatten beide keinen guten Orientierungssinn (mein Vater sagte, das sei eine typisch jüdische Eigenschaft, Juden könnten sich nie irgendwo orientieren, und tatsächlich hatten wir manchmal sogar Schwierigkeiten, zusammen aus einem Baumarkt oder aus einem Supermarkt zu finden). Wir fuhren durch Freimann, wo es eine Kläranlage und den Müllberg gibt und wo meine Mutter zur Welt gekommen war. Wir fuhren durch das Hasenbergl, wo am Wegrand laute Jugendliche und Autohäuser standen. Schließlich kamen wir in ein Viertel, das zur Hälfte wie ein oberbayerisches Dorf aussah, mit Kirche und Maibaum und Plakaten für das Feuerwehrfest, und zur anderen Hälfte wie das Stadtteilmodell eines Architekturbüros, gelb gestrichene Kästchen, quadratische Parks, Rasen und Ahorn. Otto fand jeden Stadtteil schön, vor allem, wenn es keine Altbauten gab und keine teuren Cafés, doch dieses Neubauviertel hier fand er am schönsten. Schau, Timna! Hier ist es mir sehr gut, schau, hier bauen sie einen großen Aldi!, rief mein Vater begeistert.

Wir hielten an der Bautafel an. Wir stiegen aus und betraten einen Bauwagen, in dem man sich über die neue Siedlung informieren konnte und in dem sich uns ein Mann mit einem Bürstenschnitt zeigte.

Die Kataloge, die der Bauunternehmer hatte drucken

lassen, glänzten wie französische Modemagazine. Ich blätterte darin und sah bodentiefe Fenster, hölzerne Treppen, Terrassen und leere Gärten mit großen weißen Kieselsteinen. Otto ließ sich eines der Reihenhäuser in einem der Kataloge zeigen, und es ging so weiter: beige Teppiche, braunhaarige Frauen in Kaschmirpullovern, helles Holz, farblos und leer.

Ich dachte: Oh Gott.

Mein Vater sagte: Dieses nehme ich.

Ich sagte: Sicher?

Aber mein Vater hörte mir gar nicht zu, er unterschrieb einige Zettel und vereinbarte schon mit dem Mann die Zahlungsmodalitäten.

Von da an fuhr er jedes Wochenende nach Trudering, um sich die Baustelle anzusehen. Er rief mich nach seinen Besuchen an: Timna! Stell dir vor, wir haben nun schon einen zweiten Stock! Timna, du musst das sehen, sie haben uns ein ganz hübsches Dach aus solchen Ziegeln aus Kunststoff gemacht!

Ich sagte: Otto, es ist wirklich sehr praktisch!

Mein Vater hatte nicht genug Geld für ein Grundstück gehabt, deswegen kaufte er ein Haus mit Erbpacht: Für neunundneunzig Jahre hat er sich Grund geliehen von einem Feudalherrn, dem er so viel Pacht bezahlte wie ich Miete für meine Wohnung. Mein Vater will noch neunundneunzig Jahre leben, dachte ich, und das fand ich rührend und verstörend.

Ein paar Monate später hatten vier jugoslawische Männer zwei Wohnwände, eine Waschmaschine, unzählige Kartons mit Bundfaltenhosen und technischen Büchern in allen Sprachen Europas in das Reihenhaus getragen. In den Keller trugen sie Ottos sogenanntes Labor, das aus vier kleinen Hochöfen bestand, die er kurz vor seiner Pensionierung in der Fachhochschule entwendet hatte. (Im Labor hat bis heute noch nie jemand staubgesaugt, und die Öfen hat nie wieder jemand benutzt.) In ein Zimmer trugen die Umzugshelfer Ottos Schreibtisch und auch die Schreibtische, auf denen wir Schwestern unsere Hausaufgaben gemacht hatten, als wir noch zur Schule gingen. Otto stellte unsere drei Schreibtische nebeneinander an die Wand und seinen vierten in die Mitte des Raumes. Auf die drei Schreibtische stellte er je einen Computerbildschirm und einen Drucker, auf dem Schreibtisch in der Mitte legte er Rechnungen und Versicherungsschreiben aus. In dieses Zimmer stellte er auch ein Bett, das er für uns gebaut hatte, als wir noch Kinder waren, dazu zwei Garderoben, die sonst keinen Platz mehr hatten, und das Regal, das früher unter der Treppe im Penthouse gestanden hatte. (Hier schliefen später Valli und Ottla, und wenn Valli darin geschlafen hatte, roch es nach Zigaretten, bei Ottla nach Bügelspray.)

Kurz darauf war das Haus fertig eingerichtet. Nicht eingerichtet wie die Häuser anderer Leute, denn Otto wollte ja die Wände *schonen* und hängte deswegen keine Bilder oder Vorhänge oder Lampen auf. Babi musste den Hund, der uns von unserer Mutter geblieben war, über das Parkett tragen und auf dem Teppich absetzen, um das gute Holz nicht zu zerkratzen; und auch das nur, nachdem wir mehrere Wochen lang gestritten und Otto irgendwann sogar gedroht hatten, nie wieder einen Fuß in das neue Haus zu setzen, weil Otto Babi zuerst schön gebeten hatte, den Hund im Gartenhaus zu lassen. Der Hund gehört auf die Couch, und in Hundejahren ist er mindestens so alt wie du, Otto!, sagte Babi, und weil er ihm auch ein bisschen leidtat, legte Otto dann eine Decke über die Couch und streichelte ihm den Kopf.

Babi nahm den Hund überallhin mit, sie nahm ihn mit in ihre Vorlesungen über die Kunst der Romantik, wo er sich um ihre Doc Martens rollte und laut gähnte, sie nahm ihn sogar mit in Bars und Diskotheken. In der U-Bahn hob sie den Hund auf den Platz neben sich, und wenn jemand rief, das ist ja ungeheuerlich!, pöbelte Babi zurück, und weil sie unheimlich stark war und man das auch durch ihren Mantel und seine gefüllten Taschen sehen konnte, zogen die Menschen den Kopf ein, schauten auf den Boden und sagten nichts mehr, bis Babi den Hund mit beiden Armen umfasste und vorsichtig auf den Boden setzte. Auch auf ihre Bilder nahm sie ihn mit: Auf jedem ihrer Gemälde aus dieser Zeit ist ein schwarzer Fleck, denn der Hund sah in zwei Dimensionen wirklich einfach wie ein schwarzer Fleck aus. Der Hund wurde sehr alt, und nachdem er starb, lief meiner Schwester ein schwarzer Kater zu, der im Hof auftauchte und nicht mehr ging. Meine Schwester nahm ihn zu sich, und seitdem ist auf ihren Bildern ein kleinerer schwarzer Fleck, ein kleinerer schwarzer Fleck mit aufgestellten statt herunterhängenden Ohren.

*

Es ist alles neu und herrlich, sagte mein Vater, dies ist mein kleines Paradies! Die Fernbedienung war in Frischhaltefolie eingewickelt, um dem Verbleichen der Buchstaben und Ziffern auf den Tasten entgegenzuwirken. Den Gästen konnte man die Speisen unserer Jugend anbieten, es gab Leitungswasser oder Instant-Eistee, sonst: eine Dose Hering in Senfsoße oder eine Büchse Mais. Manchmal kaufte Otto auch tiefgekühlte Pizza Margherita im Dreierpack. Diese erwärmte er, um Strom und Zeit zu sparen, in der Mikrowelle. Seine Spezialität, so sagte er stolz, war ein ungarischer Auflauf, den er am Wochenende manchmal für uns kochte: Mein Vater schnitt abwechselnd Kartoffelscheiben und ein hart gekochtes Ei in eine Plastikschüssel, dann gab er einen Becher Sauerrahm und eine Prise Salz darauf und steckte das Ganze für sieben Minuten bei sechshundert Watt in unsere Mikrowelle. Wenn der Auflauf fertig war, rief er Kinder, fein fein! Und wenn wir nicht gleich kamen, wurde er ärgerlich. Mein Vater aß immer alle unsere Reste auf. Tann hatte mir erzählt, dass das so ein Vaterding sei: Alle Väter essen immer alle Reste auf, deswegen werden sie alle unheimlich dick.

Mein Vater sagte, er könne kein Essen wegwerfen wegen dem Krieg: Es ist Verbrechen, Essen wegzuwerfen!, rief er. Deswegen warf er sich das Essen lieber in die Speiseröhre.

Meinem Vater schmeckte alles, was sehr billig war. Wir beschwerten uns nie. Wir beschwerten uns auch nicht über das neue Haus, zumindest nie, wenn mein Vater anwesend war, obwohl wir uns das mit dem Haus (das, wie Otto oft sagte, eines Tages unser sein würde) ganz anders vorgestellt hatten: Wir dachten an eine kleine Villa mit einem verwilderten Garten, einer traurigen Silberweide und blassen, rechteckigen Stellen an den gelblichen Wänden, an denen einmal die Fotografien von jungen Männern in Uniformen gehangen hatten. Wir spürten abgegriffene Stiegengeländer, die kleine Schiefer in die Handfläche bohrten.

Doch Otto wollte das Reihenhaus, den Neubau, das Haus ohne Zeit und ohne Geschichte, vielleicht weil er selbst so viel Geschichte in sich hatte, dass er nicht von weiteren Geschichten umgeben sein wollte. Das war ein Haus, in dessen Putz die Einsamkeit der schmutzigen, abends in Containern masturbierenden Bauarbeiter keine Spuren hinterlassen hatte. Das Haus erzählte nicht: nicht von an Traurigkeit absterbenden Ehefrauen, nicht von glitschigen Hausgeburten, nicht von betrunkenen, ungewaschenen Männern. Niemand hatte auf diesem Grund Angst vor der Nacht gehabt, niemand sich eheliche Freuden genommen, keiner hatte sich auf den ersten Schultag gefreut; das Haus kannte kein Seufzen, kein Sterben und kein Leben.

Woran merkt man, dass ein Haus kein Heim ist? Ich bemerkte es an den Lichtschaltern. Wenn ich nach Einbruch der Dunkelheit das Licht anschalten wollte, fand ich nie den richtigen Schalter. Es war, als widersetzte sich das Haus mir, als tausche, verschiebe und verstecke es wegen mir, als verachtete es mich in dem gleichen Ausmaß wie ich das Haus. Mir kamen die Schalter immer falsch platziert vor, und meist musste ich mich eine Weile im Dunkeln die Wände entlangtasten, bis ich den richtigen Schalter gefunden hatte. Ich hoffte, dabei keine Abdrücke auf den weißen Wänden zu hinterlassen, weil ich wusste, wie viel meinem Vater die geschonten Wände bedeuteten.

Ich rutschte bei fast jedem Besuch auf der Treppe aus, die vom Schlafzimmer meines Vaters in das Erdgeschoss führte. Auch Babi sagte, die Treppe sei wie aus Eisblöcken. Mein Vater rutschte nie darauf aus, selbst später nicht, als er auf der Straße dauernd hinfiel und sich immerzu über *Schwindeln* beklagte, wenn er sich zu weit von dem Reihenhaus entfernte. Babi und ich befestigten trotzdem einen hölzernen Handlauf an der Wand, über den Otto sich wochenlang ärgerte, weil wir die Geometrie der Wendeltreppe nicht berücksichtigt hatten und das Geländer nicht parallel zu den Stufen verlief.

Ich konnte im Reihenhaus nicht im Garten sitzen, weil binnen Sekunden Dutzende hungriger Ameisen an mir hochkrochen, sie zwängten sich sogar durch meine skinny Jeans nach oben, nach wenigen Augenblicken musste ich sie mir aus dem Nacken schütteln und mit den Nägeln aus der Kopfhaut reißen. Otto, sagte ich, ich halte es keine Sekunde in deinem Garten aus, deine Ameisen essen mich auf. Mein Vater kam auf die Terrasse, barfuß, und er sagte, Timna, du spinnst, hier gibt es keine Ameisen.

26

Und dann sagte er: *Tak*

Nachdem die Umzugshelfer damals alle Kartons in das neue Haus gebracht hatten, begannen wir, Ottos alte Pressholzmöbel mit Gegenständen zu füllen.

Wollt ihr eine Uhr haben, fragte er, nachdem er einen Karton geöffnet hatte, auf dem *SCHÄTZE* stand und in den er seinen Tallit, sehr viele Diplome und Urkunden in mehreren Kopien und seine Armbanduhren gepackt hatte. Er versuchte manchmal, uns eine seiner Uhren anzudrehen, denn es irritierte ihn ein bisschen, dass wir keine trugen, und so sagte er, ich habe so viele schöne gesammelt in meinem Leben. Otto hortete neben zahllosen Wand- und Standuhren ein gutes Dutzend billigster chinesischer Armbanduhren. Er liebte es, Temperaturen, Blutdruck und die Zeit zu messen. Wenn ich ihn fragte, warum er ständig alles beobachten und bestimmen muss, sagte er, Timna, das ist, weil ich bin ein Ingenieur! Nachdem er aufgehört hatte, die technischen Geräte, die er sich über die Jahre in der Uni zusammengeklaut hatte, zu benutzen, maß er seinen Blutdruck mehrmals täglich, und dabei tickten um ihn herum tausend Uhren.

Als mein Vater im Krankenhaus war, hatte ich die Batterien aus all seinen Uhren genommen, weil mich ihr Lärm um den Verstand brachte, wenn ich zu ihm kam, um die Post zu sortieren und die Stechpalme zu gießen.

Ich hatte Tann ganz am Anfang davon erzählt, vom Haus mit den tausend Uhren, vom ewigen Ticken und Klacken und Laufen der Zeiger. Tann hatte sich eine dunkle hölzerne Hütte vorgestellt, in der seltsame, ganz in Filz gekleidete Gestalten lebten. Nein, ganz verkehrt, hatte ich gesagt, mein Vater wohnt in einem nagelneuen Reihenhaus mit hellem Parkett und Dämmung und nutzlosen französischen Balkons!

Als mein Vater zurückkam, schimpfte er mit mir, und es dauerte einen halben Tag, bis er alle Batterien wieder in die Uhren gesteckt und alle Uhren wieder richtig gestellt hatte.

Jedenfalls: Otto liebte billige Armbanduhren und erzählte jedem, wie preiswert sie seien, wie lange die Batterien hielten und wie unsinnig es sei, teure Uhren zu kaufen, so was machten nur Proleten oder kommunistische Funktionäre, sagte er.

Nehmt, meine Töchter, es sind so viele gute Uhren, ihr habt gar keine!, rief er. Nein, danke, Otto, wir brauchen keine Uhren, sagten wir. Was soll das!, fragte er erstaunt und ein bisschen verärgert. Heutzutage trägt man keine Uhr mehr, sagte Babi, wir sind froh, dass es egal ist, ob es früh oder spät ist. Unser Vater verzog die Mundwinkel nach unten und verschränkte die Arme. Deswegen sagte ich: Schau, Otto, trag du doch noch eine oder noch ein paar mehr, auf jeden Arm passen doch vier oder fünf. Meine Töchter!, sagte er, so kann ich nicht herumlaufen. Aber ich erzähle euch eine Geschichte:

Wir hatten in Rumänien einen großen Komiker namens Vasilache, der machte, als die Russen kamen, Witze über sie. Denn die Russen gingen zu jedem einzelnen Rumänen, sie klopften an jede Tür, und die Rumänen wussten schon, was sie erwartete: Die Russen nahmen den Rumänen die Mäntel und die Uhren weg. Am Ende hatte kein Rumäne mehr Uhren oder Mäntel, außer jene, welche sie vorher haben versteckt, versteht sich. Darüber machte der Komiker nun öffentlich seine Witze und die Russen kamen und holten ihn und er kam Gott weiß wohin, keiner wusste es. Nach einem Jahr tauchte Vasilache wieder auf und stand auf der Bühne. Er stand und sagte nichts und schaute und stand. Dann zog er den Ärmel hoch. Auf seinem Unterarm trug er sieben Uhren. Er bewegte den Arm zum Ohr und neigte das Ohr zum Handgelenk und bewegte sein Ohr von Uhr zu Uhr und sagte bei jeder Uhr *Tik: Tik Tik Tik Tik Tik Tik Tik*. Und dann sagte er: *Tak*. Das heißt auf Rumänisch: Ich schweige. Danach sah man den Komiker nie wieder.

Und deswegen, meine Töchter, trage ich immer eine Uhr.

Babi ging zum Schrank und kehrte mit ein paar billigen Uhren zurück, und dann schenkten wir sie Valli, und Valli sagte Danke und trug sie in ihr Zimmer.

27

Die Liste jüdischer Nobelpreisträger seit 1901

Otto hatte nur noch ganz wenige Freunde, die ihn besuchen kamen oder regelmäßig anriefen. Und auch die Verwandten, mit denen er Kontakt pflegte, wurden von Jahr zu Jahr weniger, denn, wie Otto immer sagte: Das Gift Gottes wütet unter den Meinen! Bald sind alle weg. Bis auf uns!

Manchmal rief Ottos Cousine aus Haifa an; Olga, deren älterer Bruder Ernst Epileptiker war und zu Doktor Mengele geschickt wurde, und der nach zwei Wochen in Form einer kleinen Tüte Asche zurückkehrte, sodass Olgas Eltern nach dem Krieg beschlossen, Olga noch ein Geschwisterchen zu machen, das an seinem ersten Tag im Kindergarten an einer Erbse erstickte. Olga hatte dafür Energie für drei, sie war noch viel älter als mein Vater, aber arbeitete noch immer als Gefäßchirurgin und meldete sich monatlich bei ihm, um ihn für seinen Schlendrian, seine Schwäche und seine Langsamkeit zu tadeln. Wenn ich bei ihm ans Telefon ging, sagte sie ungeduldig: Challo!, ist das Timna, wo ist Otto! Ich lief dann zu Otto und gab ihm den Hörer, den er erst nachdenklich in der Hand drehte, bevor er ihn an sein Ohr hielt. Wieso dauert das so lange!, rief Olga, du musst dich mehr beeilen!, und dann erzählte Olga meinem Vater von den kompliziertesten Operationen, die sie in der letzten Zeit durchgeführt hatte.

Abgesehen von Olga waren die meisten Menschen aus dem Leben meines Vaters verschwunden. Seine übrige Familie hatte sich in den Aktenordner ROBERT verwandelt. ROBERT stand auch für meine Cousins und Cousinen, die ich früher drei- oder viermal im Jahr gesehen habe und die großartige Stammbäume gezeichnet haben, als sie in die sechste Klasse gingen, und von denen ich heute kaum mehr etwas weiß.

Früher hatte mein Vater noch ein paar Freunde gehabt, von denen nur ein paar Dinge zurückgeblieben waren: CDs und Wollsocken im Garderobenschränkchen beispielsweise. Vor zehn Jahren hatte es für ein paar Monate Mendel gegeben, einen ehemaligen Politikberater, den Otto im Wartezimmer des Urologen kennengelernt hatte (mein Vater hatte ihn auf seinen hebräischen Namen angesprochen: Sind Sie einer aus unserem Volk?, hatte er aufgeregt gerufen, woraufhin Mendel ein paar Sekunden überlegen musste, was dieser fremde Mann meinte, um schließlich strahlend zu lächeln und Jawohl! zu antworten); mit ihm hatte er einmal zwei Tage lang eine hundertteilige Sammlung klassischer CDs gebrannt, die sie sich von einem dritten Freund geliehen hatten, um Geld zu sparen. Ich konnte mich gut daran erinnern: Mein Vater saß mit gekrümmtem Rücken auf einem Bürostuhl vor dem Laufwerk und wartete auf seinen Einsatz, denn er hatte die Aufgabe, die CDs zu wechseln; Mendel saß währenddessen mit geradem Rücken an meinem alten Schreibtisch und beschriftete mit Edding die CDs, die Otto ihm hinlegte. Als mein

Vater mich bemerkte, rief er: Timna! Wir müssen uns sehr konzentrieren, sonst passiert eine Katastrophe, du darfst uns nicht stören jetzt!

Wir durften Ottos CDs nie hören. Ihr macht nur Kratzer!, sagte er. Ihr macht alles kaputt, ihr wisst nicht, wie man schont Sachen! Er selbst hörte sie auch nie. Mendel starb ein halbes Jahr darauf an Prostatakrebs.

Außerdem hatte Otto (zumindest bis Pessach 2012) seine Freundin Isabelle, die er zuerst eingeladen und dann noch im Hausflur gezwungen hatte, ihre Stöckelschuhe auszuziehen, aber Isabelle hatte sich lange geweigert, und so standen die beiden im Flur und diskutierten, und Isabelle hob ab und zu einen Fuß hoch und zeigte auf ihre schönen Schuhe und erklärte, dass die Schuhe zum Outfit gehörten, aber Otto unterstellte ihr so lange, dass sie sich nicht genug Mühe gebe, sein Parkett zu schonen, bis sie schließlich aufgab, und am Ende saß Isabelle in einem Paar gestrickter Wollsocken von Babi am Esstisch und sagte kein Wort, nicht einmal Amen.

Von früher waren ihm jedenfalls nur ganz wenige Freunde geblieben; ein, zwei alte Siebenbürger, die mit ihm studiert hatten, riefen ihn manchmal an und erzählten ihm von den Bottichen, in denen sie Wein zusammenpanschten, oder den Kesseln, in denen sie Schnaps brannten. Otto stellte bei diesen Anrufen das Telefon auf Lautsprecher, legte es neben sich, sah ein Tennismatch oder bohrte in der Nase, bis er sich verabschieden konnte. Wie kann man sich für so etwas Dummes interessieren!, sagte er dann. Aber wenn sie sich an den Feiertagen nicht meldeten, wurde er sehr wütend.

Ein paar Jahre lang hatte es die Reinholds und die Norberts gegeben. Als Otto schon pensioniert, aber doch noch funktionsfähig war, hatte er diese Gruppe von ebenfalls pensionierten Ingenieuren kennengelernt. Diese Ingenieure, es waren vier oder fünf, hießen alle Reinhold oder Norbert und hatten auch sonst viele Gemeinsamkeiten: Sie waren alle alleinstehend und kinderlos; sie trugen dicke Wollpullover und Cordhosen und sahen immer ein wenig so aus, als hätten ihre Mütter sie vor fünfzig Jahren eingekleidet und als seien sie seitdem nicht mehr auf die Idee gekommen, sich umzuziehen; die Reinholds und Norberts hatten schmutzige Nägel und waren alle ein wenig ungepflegt und so linkisch im Umgang mit Frauen, dass sogar Babi und ich sie in Verlegenheit brachten; sie waren alle, sagte Otto, keine Antisemiten und zum Teil sogar *Freunde des Staates und des Volkes Israels,* wie er oft sagte. Manchmal sah ich einen von ihnen in der S-Bahn, die dicken roten Hände in den Schoß gelegt, aus dem Fenster auf den Tunnel starrend. Die Reinholds oder Norberts hatten Wanderrucksäcke, auf denen *Adventure* stand. Manchmal griffen sie in ihre Innentaschen, um die lederne Brieftasche zu kontrollieren. Ich verging vor Mitleid mit ihnen.

Früher konnte ich mir einreden, dass solche Männer alle Wehrmachtsoldaten gewesen waren, doch die alten Männer heutzutage waren nicht mehr so, sie waren brave, sparsame Witwer mit grün gefliesten Badezimmern. Wenn ich Tann in der S-Bahn einen Norbert oder Reinhold zeigte (ich musste dazu nur eine Richtung mit den Augen andeuten und Tann wusste schon, wohin er schauen sollte), atmete er durch die Nase aus und sagte dann, mei, das arme

Zwetschgenmanderl! Seine Stimme hatte dabei diesen Tonfall, den ich am meisten liebte, zwischen Rührung und Spott; den Ton, mit dem man fremde Jungen bedenkt, die beim Überqueren einer großen Straße nach kurzem Zögern schließlich doch deine Hand nehmen und sie erst loslassen, wenn die anderen Kinder kommen: bevor sie ihre Hand in deiner sehen.

Die Reinholds hatten alle unglaublich hohe Pensionen und waren extrem geizig, sie schickten sich gegenseitig SMS mit unverständlichen Abkürzungen, um Gebühren zu sparen, sie schenkten sich Werbegeschenke, die sie auf den Jobmessen ihrer Fachhochschulen besorgt hatten.

Bis zu seinem ersten langen Krankenhausaufenthalt fuhr mein Vater einmal die Woche mit den Ingenieuren in die Kantine eines großen Technologieunternehmens, zu dem sie sich irgendwie Zugang erschlichen hatten. Dort gab es sogar zwei Kantinen: eine billige für Praktikanten und niedere Angestellte und eine teure für die Manager, in der auch geschäftliche Treffen abgehalten werden konnten. Mein Vater ging mit den Reinholds und den Norberts in ihren beigen Jacken zielstrebig in die billige Mensa, und manchmal rief er mich vorher an und fragte, ob ich mitkommen möchte (die Reinholds starrten schüchtern auf den Boden, wenn er das fragte), aber ich wollte eigentlich nie, woraufhin er mich mit einer Einladung lockte und sagte, dass die Pasta nur eins neunzig koste, und dann sagte er: Timna, du kannst dir aussuchen, was du willst! Es gibt Salat und vier verschiedene Gerichte, du musst kommen mit uns! Und wenn ich immer noch zögerte, sagte er: Ich zahle! Du darfst dir den Bauch so stopfen, wie du magst!

Manchmal kam ich wirklich mit und aß mit meinem Vater und den Ingenieuren Blattsalat und Pizza, ich sah den Kassiererinnen zu, wie sie scherzhaft um die Aufmerksamkeit der alten Männer buhlten, ich sah meinem Vater zu, wie er lachend und bitte bitte sagend die Kassiererin anflehte, ihm noch mehr von diesen kleinen, in Folie verpackten Schokoladenstücken zu geben. (Besonders gefiel mir, wenn einer der Reinholds sich einen Apfelstrudel holte und der Puderzucker aufgewirbelt wurde, wenn der Reinhold seine Gabel zum Mund führte und ein paar Partikel auf den fettigen Brillengläsern landeten und der Rest im Schnauzbart. All das in Zeitlupe.)

Nachdem mein Vater mit den Reinholds und Norberts in der Kantine gewesen war, kehrte er stets mit einem Stapel Servietten zurück. Einfache, kleine weiße Servietten mit einem aufgedruckten Firmenlogo waren das. Mein Vater zog sie zu Hause aus seiner Hosentasche und legte sie auf den schon bestehenden Serviettenstapel in seiner Einbauküche. Wir haben nie zu Hause Servietten benutzt, sondern nur Papierhandtücher, und erst einige Jahre, nachdem mein Vater seine Kantinenbesuche wegen seiner Gebrechlichkeit stark reduziert hatte, gelang es uns, den Serviettenstapel abzubauen, indem wir das hässliche Besteck mit den Plastikgriffen konsequent auf die gestohlenen Servietten betteten, sogar wenn wir, was selten vorkam, Gäste hatten.

Wir benutzten im Haus meines Vaters übrigens nur sehr ungern Gläser, weil wir wussten, dass er manchmal in sie pinkelte, um seinen Urin besser begutachten zu können oder um Nierensteine zu finden. Ottla hatte es gesehen und weigerte sich seitdem, im Haus irgendetwas aus Glas zu benutzen. Wenn sie für uns kochte, deckte sie den Tisch mit bunt bedruckten Tassen ein, nur unser Vater bekam ein Glas. Als wir einmal Gäste hatten, wussten Babi und ich nicht weiter: Sollten wir ihnen auch Tassen auf den Tisch stellen, obwohl sie Wasser verlangten, und ihnen erzählen, dass wir aus Prinzip kein Glas verwendeten? Wir stellten ihnen und auch uns selbst die Gläser hin, und ich musste am Tisch heimlich von einem Glas ein Stück milchigen Tesafilm entfernen, den mein Vater darauf geklebt hatte, um sich Farbton und Menge seines Urins zu notieren.

*

Von Ottos alten Freunden aus Israel lebten nur noch zwei, Eisig und Bibi.

Eisig hatte ich aus meiner Kindheit als schönen, stolzen Mann in Erinnerung, vor dem ich mich immer ein bisschen gefürchtet habe, seit er sich (wir saßen in einem Café in einer Tel Aviver Shoppingmall und tranken Eisschokolade) zu mir gewandt und mir erzählt hatte, dass seine erste Erinnerung an die Deutschen eine Begegnung mit einer Gruppe junger Nationalsozialisten in seinem siebenbürgischen Städtchen gewesen sei. Das war in der Nähe des Bahnhofs, und er habe sich schnell in einem Hauseingang versteckt, und sie hätten ihn auch nicht gefunden, aber das Lied, das sie brüllten, gehe ihm nicht mehr aus dem Kopf. Mir fällt es manchmal ein, sagte er. Wenn ich aufstehe, oder wenn ich im Auto sitze oder wenn ich mit meinen Enkelkindern am Spielplatz bin. Eisig sah mich aus seinen wässrigen blauen, ein bisschen preußisch anmutenden Augen an (solche Augen hatte Bismarck auch), und dann zischte er den Refrain des Liedes, und sein Deutsch war nun gar nicht mehr schleppend und schwerfällig: *Ju-den-blut-auf-Messer-spi-tzen.* Ich blickte ihn erschrocken an, aber er hatte sich schon weggedreht und mischte sich in das Gespräch zwischen seiner Frau und Otto ein.

Eisig hatte mittlerweile einen Schlaganfall gehabt, und zwei Filippinos wohnten bei ihm, und am Telefon klang sein Deutsch wieder schleppend und schwer und sehr müde. Babi und ich wurden ganz traurig, wenn wir an seine blauen Augen dachten und an seine rumänische Grandezza, denn Eisig war der einzige Freund Ottos, der vornehm und groß und großzügig war, nie kurze Hosen trug und der sogar einen Innenarchitekten für seine Wohnung beauftragt hatte.

Bibi, Ottos zweiter bester Freund in Israel, war im Lager gewesen, und außerdem war er ein Arsch, und wenn ich Otto danach fragte, also nach dem Lager, sagte er, das wüsste er nicht und, Timna, merke dir das bitte, so etwas fragt man auch nicht. Das ist eine private Angelegenheit! Bibi war, zumindest sagte das mein Vater, wie gesagt, ein Arsch, denn er trug Anzüge und hatte ein großes Haus, Bibi-der-Arsch spielte Golf, und Bibi-der-Arsch sorgte dafür, dass Otto gelegentlich die Rechnung übernehmen musste, und wenn mein Vater am Trinkgeld sparte, sagte Bibi, du Geizkragen! Wir geben hier viel Trinkgeld wie bei den Amerikanischen! Du kannst hier kein deutsches Tip geben!, und mein Vater entgegnete, dass Bibi ja selbst ein Geizkragen sei, wem fielen sonst solche Sachen auf, und außerdem sei es immer noch seine Sache, wie viel Trinkgeld er gebe. Ich stimmte Otto übrigens zu, meine Mutter auch; keiner von uns mochte unseren Freund Bibi-den-Arsch, vor allem seit er am Strand von Haifa Bemerkungen über den Bauch unserer Mutter gemacht hatte (der wirklich meistens über ihren Jeansbund hing, denn meine Mutter kaufte aus Prinzip nur Hosen in Kleidergröße 36) und ihre Figur mit der Figur seiner Frau verglichen hatte, die ihm noch mehr Kinder geboren und dennoch eine schmalere Taille hatte. Wir besuchten die beiden trotzdem mehrmals im Jahr.

Früher hatte mein Vater mit seinen Freunden die Liste erstellt und jährlich aktualisiert. Die Liste war eine Aufstellung aller jüdischen Nobelpreisträger seit 1901, und mein Vater und einige seiner Freunde waren sehr stolz auf die Liste und auf das, was auf der Liste stand, denn Juden waren, zumindest bis zum Zweiten Weltkrieg, in allen wissenschaftlichen Disziplinen überproportional zu ihrem Bevölkerungsanteil vertreten, und in der Physik, und das war nun einmal die Disziplin, die meinen Vater am meisten interessierte, gab es über zwanzig Prozent jüdischer Nobelpreisträger.

Und jetzt, Timna, sage mir, rief er, als er wieder ein neues Exemplar der Liste ausdruckte, ist es besser, zum Volk der Täter oder zum Volk der Opfer zu gehören?

Als mein Vater krank geworden war, hatte er das Aktualisieren der Liste aufgegeben, viel zu oft wusste man in den letzten Jahren gar nicht mehr, wer noch Jude war, wer Halbjude, wer getauft. Mein Vater sagte, seit der letzten Aktualisierung seien sicher noch ein oder zwei dazugekommen. Oder zehn, sagte ich.

28

Der Anrufbeantworter

Wenn ich auf den Knopf drückte, begann meine Mutter, mit mir zu sprechen. Es waren ganz alltägliche Sachen wie: Timna, was macht der Junge, Timna, wie war es in der Uni, Timna, willst du nicht den Tierarzt kennenlernen, der ist ein cooler Typ, wär der nicht was für dich. Diese Sachen waren aber nicht der eigentliche Grund ihrer Anrufe. Nach den Höflichkeitsfragen ging es normalerweise los: Es sei jetzt halb neun, Heinz sei brutal, sie hätte ihren Finger verloren, vielleicht sogar zwei, Timna, wie soll ich morgen ohne Finger in die Kantine, so kann ich keine Sahne rühren und dem Arschloch von Chef keinen Ficker zeigen, hahaha, aber dann kippte ihre Laune, so war das immer, sie wurde erst zornig und dann traurig, und überhaupt, die Polizei wolle sie ins Irrenhaus bringen.

Es sind so viele Jahre vergangen, seit ich das letzte Mal auf den Knopf gedrückt habe. Manchmal waren, wenn ich spät nach Hause kam, zwanzig Nachrichten auf dem Anrufbeantworter, und meine Mutter hatte erst aufgegeben, als der Anrufbeantworter sich weigerte, noch mehr aufzuzeichnen. Jahrelang hat sie mich mit ihren Anrufen verfolgt, meine Tante musste sich wegen ihr eine neue Nummer zulegen und ihren Telefonbucheintrag löschen lassen, auch ich besorgte mir gelegentlich neue Handynummern, die ich ihr schließlich doch verriet, für den Notfall. Manchmal hörte sie für ein paar Wochen auf, nur um mich dann wieder mindestens genauso oft anzurufen.

Wir Schwestern fürchteten uns vor den Anrufen. Normalerweise, das heißt, wenn unsere Mutter nüchtern war, rief sie uns nicht an. Wir wussten allerdings, was ein Anruf bedeutete, vor allem wenn er uns spätnachmittags oder abends erreichte. Morgens gab es bei unserer Mutter eine große Thermoskanne Jacobs Krönung, vor dieser Tageszeit hatten wir keine Angst.

Manchmal nahmen wir doch ab, um uns zu versichern, dass nichts geschehen war, und meist war unsere Mutter betrunken, und wir hängten rasch wieder ein. Dann rief sie wieder an und dann wieder. Sie konnte stundenlang den Anrufbeantworter beschimpfen. Mein Vater archivierte die kleinen Tonbänder seines Anrufbeantworters und legte immer neue ein, um Material gegen sie zu haben, falls sie ihn auf Unterhalt verklagen würde. Ich legte manchmal den Hörer zur Seite, sodass sie nur noch Tuten hörte, und dann rief sie eine der anderen viertausend Nummern in ihrem Telefonbuch an, Tanten, Kollegen oder sogar unsere Verwandten in Israel.

Ein Großteil ihres Geldes ging für die Anrufe drauf. Bevor es Freimuten gab, war Telefonieren ja eine richtig teure Angelegenheit, und man sprach normalerweise kurz, und ich erinnere mich, wie ich von Otto stets ermahnt wurde, nicht einfach so zu ku-atschen, sondern in einer Kosteneinheit kurz und sachlich mitzuteilen, was ich zu sagen hatte.

Nachdem die Telefongesellschaft meiner Mutter das Telefon abgestellt hatte, weil sie die Rechnungen nicht mehr zahlen konnte, sperrte sie sich nachts oft mit den drei Hunden in eine gelbe zugige Telefonzelle ein; keine Ahnung, wie sie das hinbekamen, vielleicht musste der Bobtail wie ein Mensch auf zwei Beinen stehen; sie warf ihr ganzes Geld in den kleinen Münzschlitz und telefonierte, bis alle Münzen aufgebraucht waren. Ich kann mich genau an den Geruch der Telefonhörer erinnern, an dem es lag, dass die meisten Menschen Telefonzellen nur in Ausnahmefällen benutzten. Sie rochen nach kaltem Rauch und nach Lippenstift, nach Onanie und Talg. Meiner Mutter war das egal.

Verstummt war sie erst ein paar Monate, nachdem ihre Diagnose nicht mehr zu ignorieren gewesen war und ihr jeden Tag Sachen aus der Hand fielen und zerbrachen und sie ständig stürzte, woraufhin wir erschrocken zu ihr liefen, um ihr aufzuhelfen, und uns wiederum alles hinunterfiel. In diesen Wochen fuhr ich jeden Morgen zu ihr, und jeden Tag ging es ihr ein bisschen schlechter. Wenn es so bleibt, kann ich damit leben, sagte sie zur Ärztin. Es bleibt so nicht, antwortete die Ärztin. (Unsere Mutter versuchte es trotzdem: Ich erinnere mich an eine Nacht, die Babi und ich bei ihr verbrachten, und wir waren sicher, dass sie ohne unsere Hilfe nicht einmal mehr aufstehen könne, und wir saßen im Wohnzimmer und flüsterten, bis wir einschliefen, und dann belehrte sie uns eines Besseren, wie man sagt, indem sie mitten in der Nacht aufstand und uns ein sonderbares Gericht aus Nudeln mit Tomatensoße und

Thaicurrypaste kochte, und als wir wach wurden, weil ihr die Gewürzgläschen und Ölflaschen aus der Hand fielen, liefen wir in die Küche, und dann setzten wir uns an den Esstisch und aßen mit ihr um vier Uhr nachts.)

Ich holte sie an einem Morgen ein paar Tage später zu Hause ab, und wir gingen zum Ergotherapeuten, dessen Praxis um die Ecke war, aber für den Weg planten wir trotzdem eine Viertelstunde ein, weil das Gehen meiner Mutter schon so schwer fiel. Der Ergotherapeut war Buddhist, und er sagte, während er meine Mutter zwang, die Finger der Hand, die sie noch bewegen konnte, über einem Gummiball zu schließen, dass aktive Sterbehilfe ganz schlecht für die Reinkarnation sei. Meine Mutter ignorierte ihn, und ich, die ich mit meiner Jacke und einer Zeitschrift im Schoß auf einem Stuhl an der Wand saß, verstand, was er sagte, ein paar Augenblicke zu spät, und sah ihn verwundert an. Er sagte weiter, dass er es gut fände, dass meine Mutter für alles Mögliche so offen sei, und damit meinte er seine beknackten alternativen Behandlungsmethoden und die Räucherstäbchen, die in seiner Praxis herumstanden, für die meine Mutter einfach überhaupt nicht offen war (meine Mutter hätte sich lieber eine L&M angesteckt, aber das Rädchen am Feuerzeug bereitete ihr Schwierigkeiten), über die meine Mutter sich nur lustig machte, was ihm aber entgangen war, weil sie auch nicht mehr gut sprechen konnte. Während er den Arm meiner Mutter von oben nach unten bewegte, sagte er: Sie werden bald ersticken, und das sei nicht der schlechteste Tod, denn man kriege einfach keine Luft mehr; und beim *kriege* hörte ich das blöde rollende R des Physiotherapeuten ganz genau. Man kriege keine Luft, wiederholte er, dann würde es ganz warm, und dann, dann habe man das Schlimmste auch schon hinter sich.

*

Seit sie tot war, traute ich mich also nicht mehr, ihre Nachrichten abzuhören, vielleicht weil nach ihrem Tod ihre guten Taten ihre schlechten in unserer Erinnerung überlagert hatten und mir das so ganz lieb war; aber ich traute mich auch nicht, sie zu löschen oder den Anrufbeantworter loszuwerden, denn vielleicht würde mir einmal einfallen, dass ich vergessen hatte, wie ihre Stimme klang, und dann würden mir die vielen Nachrichten auf meinem Anrufbeantworter einfallen, der nun seit fast zehn Jahren völlig nutzlos war, weil es keinen Platz mehr für neue Nachrichten auf ihm gab und heutzutage sowieso niemand mehr einen Anrufbeantworter benutzte. Meine Mutter war für Otto der Aktenordner mit der Aufschrift URSULA, und für mich war sie ein Anrufbeantworter.

Aus all den Kisten mit ihren Sachen, die wir nach der Wohnungsauflösung zum Sperrmüll stellten, hob ich nur ein Foto auf, das sie Jahre vor ihrem Tod hatte machen lassen. Ihr rotes Haar ist darauf greller als in Wirklichkeit, aber genauso schön geföhnt. Sie sitzt in der Hocke, hinter ihr ihre zwei Yorkshireterrier, die die merkwürdigen Namen Schratti und Quirl trugen und die wie alle Hunde dieser Rasse immer ein wenig aussahen, als hätte man sie zu heiß gewaschen. Sie hat eine schwarze Hose und einen Pullover mit Leopardendruck an, in dem ihre roten Locken verloren gehen. Sie trägt sehr hohe Schuhe und lächelt ein bisschen zu warmherzig. Das Foto roch noch lange wie sie: nach Lippenstift, nach Wäsche, die als nasser Klumpen ein wenig zu lang in der Maschine liegen geblieben ist, nach Zigaretten.

29

Pessach

Früher hatten wir uns immer auf Pessach gefreut und uns den Tag über ganz vorbildlich benommen, und auch unsere Mutter hatte lange versucht, die Feiertage zu würdigen (Kochschürze, die guten Porzellanschüsseln auf dem Tisch, Geschenke). Die letzten gemeinsamen Feste im Penthouse waren einfach nur noch bedrückend gewesen, und spätestens, nachdem wir ausgezogen waren, wurde Pessach für Babi und mich zu einer lästigen Angelegenheit, die man rasch, billig und möglichst ohne Flecken auf der Tischdecke erledigen wollte.

Wenn wir zusammen mit Otto im Reihenhaus feierten, stellten wir den Kerzenständer auf das ADAC-Magazin, um das tropfende Wachs aufzufangen. Wir kochten nicht mehr selbst, alle Speisen kamen von *Dan Feinkost Koschere Delikatessen.* Den gezuckerten Gefilten Fish, den mein Vater für Pessach kaufte, füllten wir nicht mehr um, sondern stellten ihn im gelierten Sud, in dem die Karpfen- und Karottenstücke gekocht wurden, im Glas auf den Tisch.

Jedes Jahr lasen wir weniger aus der Pessach-Haggada, die erzählt, wie aus den Sklaven des Pharaos stolze Juden wurden, Juden wie mein Vater, die eine weiße Kippa aus China trugen und im Kleiderschrank hinter den Unterhosen einen Tallit aufbewahrten, der erst zum Einsatz kommen wird, wenn man die Leiche des Besitzers darin einwickelt und in ein frisch ausgehobenes Grab auf dem israelitischen Friedhof legt. Mein Vater legte immer noch die Haggada, die er, als wir einmal kurz vor Pessach zu Omama geflogen waren, aus dem Flugzeug geklaut hatte, auf den Tisch. Die Bücher waren zweisprachig, deutsch und englisch, so kam es, dass mein Vater in seinem letzten Jahr nach beinahe jedem Satz irgendetwas für Valli ins Ungarische übersetzen musste, die allerdings überhaupt kein Interesse an unserem Auszug aus Ägypten zu haben schien.

Valli hatte ihren Jogginganzug angelassen und saß mürrisch am Tisch, sichtlich gelangweilt von dem ganzen Quatsch und den dummen Fragen, die wir Otto stellen mussten: Wie unterscheidet sich diese Nacht von all den anderen Nächten, was essen wir heute, was waren wir in Ägypten, fragten wir meinen Vater. An den anderen Nächten essen wir dieses und jenes, heute essen wir nur ungesäuertes Brot. Wir sagten statt *misubin,* was zurückgelehnt bedeutet (denn an diesem Tag sitzen wir zurückgelehnt wie die Könige), *Mister Bean.* Mein Vater setzte sich eine alte Lesebrille auf die Nase und begann, etwas von Rabbi Akiva und Rabbi Elieser vorzulesen. Früher hatte mein Vater den Text beinahe auswendig gekonnt, nur manchmal musste er ins Buch sehen, und gelegentlich hatte er uns ein schwieriges aramäisches Wort so erklärt, dass wir es garantiert nie verstanden. Jetzt las mein Vater manche Wörter ganz falsch, er sprang zwischen den Zeilen, er blätterte einfach weiter und übersetzte halb deutsch, halb ungarisch. So lückenhaft wie der Text blieb auch die Tafel. Eine Lammkeule hatten wir nie auf den Tisch gelegt, und mein Vater hatte uns vor vielen Jahren erklärt, dass der liebe Gott nicht böse sei, wenn man sich weigere, Lämmchen zu opfern. Jedes Jahr fehlten weitere Speisen. Irgendwann fanden wir auch den Sederteller nicht mehr und legten das Essen einfach in die Mitte des Tisches auf das Wachstuch. Diesmal war alles karg und fehlerhaft und vergeblich, so wie unsere ganze Familie. Ich sagte zu Babi, oh Mann, Pessach mit Alzheimer ist irgendwie unvollständig, Babi sagte: Dieses Jahr feiern wir Demenzach!

Zwar hatte mein Vater an die Eier gedacht, die die menschlichen Geschicke symbolisieren und die in Salzwasser, das wie Tränen schmeckt, getaucht werden (und über die mein Vater früher gesagt hatte: Das sind die Eier vom Moses, der durch das Meer läuft, pfui!, und dann war sein lachender, offener Mund still geblieben, nur sein dicker Körper hatte sich auf und ab bewegt, und man musste Leuten, die ihn nicht so gut kannten, erklären, dass das sein Lachen war), aber Valli hatte die ganz billigen Eier aus dem Supermarkt gekauft, die einen orangefarbenen Dotter haben, weil die Hühner von den polnischen Leiharbeitern mit Farbstoffen gefüttert worden sind, sodass nicht einmal Babi ein zweites Ei essen wollte. Wir vergaßen auch das Charosset aus Äpfeln und Nüssen, aus dem unsere Ahnen dem Pharao Ziegel gebaut hatten. Immerhin hatte Valli mehrere Sorten Meerrettich gekauft, die uns daran erinnerten, wie bitter unser Schicksal gewesen war.

Mein Vater versteckte uns auch schon lange keine Matzestückchen mehr. Früher durften wir noch vor dem Seder durch die Zimmer laufen und die drei Stück Matze suchen, die wir dann bei meinen Eltern gegen Geschenke eintauschten. Wir fanden immer zwei Stücke, das dritte verstopfte Monate später das Staubsaugerrohr unserer Mutter, woraufhin sie laut über die Scheißmatze fluchte, aber das war uns egal, denn wir drei hatten unsere Geschenke bekommen.

Wir Schwestern lachten nicht nur an den Festtagen über die Schäbigkeit, mit der wir den Tisch deckten: Wir aßen von einer hässlichen, verschmutzten Wachstischdecke, obwohl wir eigentlich genug schöne, handbestickte Tischdecken hatten, denn jede einzelne deportierte Tante hatte meiner Familie mindestens ein Tischtuch hinterlassen. Wir aßen in Ottos Reihenhaus von weißem bruchsicheren Opalglas, obwohl wir ganze Schränke voll mit Rosenthal-Service geerbt hatten, die wir für einen Festtag aufsparten, der nicht kommen wollte. Wir tranken Leitungswasser und beobachteten, wie Otto nach jedem dritten Biss hustete und kleine Teile seines Essens auf unsere Teller spuckte.

30

Das Leben ist so schwer, wenn es aufhört, und so schön, wenn es anfängt

Früher bin ich zu Fuß durch ganz Rumänien gelaufen, sagte Otto, während wir langsam durch Trudering gingen, heute setze ich mich nach fünf Minuten hin! Früher hab ich mir aus einem Stück Holz Skier gebaut, sagte er, und bin im Januar die Karpaten hinaufgestiegen, und wenn der Schnee bis zu den Hüften ging, fand ich das lustig und gar nicht schlimm. Alles, was Otto mir von Rumänien erzählte, brachte er in Bezug zur Gegenwart. Alles, was früher war, hing mit dem Jetzt zusammen. Es war Juni und schon sehr heiß. Wir waren die einzigen Menschen auf der Straße, ganz Trudering saß im Vorgarten unter gestreiften Jalousien und trank Eistee.

Wir gingen noch ein paar Schritte, dann blieb mein Vater stehen und drehte sich zu mir. Seit er alt war, wurde auch aus dieser uneigentlichen Bewegung eine richtige Bewegung; früher war das Zu-mir-Hindrehen kaum wahrnehmbar, mittlerweile dauerte es einige Momente, und es war mühsam für ihn, sodass mein Vater sich nur noch zu mir drehte, wenn er etwas Bedeutsames zu sagen hatte. (Tann liebte es, diese Bewegung nachzumachen, etwa, wenn ich etwas ganz Dummes sagte, dann legte er sein

Kinn schief auf der Brust ab, drehte sich ganz, ganz langsam in meine Richtung, riss seine kleinen Augen auf und sagte mit einer ärgerlichen Stimme: Timna, was stellst du dich so blöd!)

Timna, sagte Otto, ich habe Gott gebeten, dass ich leben darf, bis ihr Abitur habt. Früher lief ich durch die Berge, heute gehen wir auf Asphalt. Ein alter Kacker bin ich geworden, stellte mein Vater fest, und als er das sagte, wurde er tatsächlich noch ein Stück kleiner und noch älter, ich schwöre, er alterte noch einmal um zehn Jahre, und ich dachte: So viele kleine Dinge, die keine Erzählung ergeben und gereiht keinen Sinn, würden nicht mehr passieren. Mein Vater würde sich nie mehr seine Jacke über den Kopf ziehen und die kurze Strecke vom Auto zur Haustür durch den Regen laufen. Mein Vater würde uns Schwestern nie mehr zu jedem Anlass einen Zirkelkasten und ein Set billige Wasserfarben und eine Schachtel *Ferrero Küsschen* schenken. Ich würde seine seltsamen sechs Sprachen nicht mehr hören, ich würde ihm nicht mehr dabei zusehen, wie er beim Autofahren in der Nase bohrte und über die Polizisten lachte; ich würde seine unvorteilhaften engen Polyesterhosen aus DDR-Fabrikation, die er noch günstig in Rumänien erworben hatte und die am Schritt beängstigend eng saßen, nicht mehr an ihm sehen.

Ich strich über seinen Arm und versuchte, ihn zu trösten. Ich sagte, du bist ein bisschen schwach vom Krankenhaus, Papa, das wird wieder, morgen gehen wir spazieren. In der Früh und am Abend, wenn die Hitze nicht so groß ist. Ich freue mich immer, wenn jemand kommt, sagte er, aber am meisten freue ich mich, wenn du kommst, du redest vernünftig. Das Leben ist so schwer, wenn es aufhört, Timna, und so schön, wenn es anfängt.

Ich wollte nicht widersprechen, aber ich dachte gleich an das Olympische Dorf und die scheußlichen Dinge, die passiert waren, gleich nachdem unser Leben angefangen hatte und in den zwanzig oder dreißig Jahren danach, ich dachte an all die Streite und die toten Hunde und an die Verluste.

Es ist traurig, alt zu werden, dachte ich, aber noch trauriger ist es, wenn der Körper schneller altert als die Seele und ihr davonrennt oder auch andersherum; nie passten Seele und Körper zusammen.

Bei manchen, wie bei Tanns Eltern, geschah es so: Leute, die ihr Leben lang zusammen gewesen waren, konnten nicht mehr Gleichschritt halten, und einer lief dem Tod entgegen, und der andere blieb zurück und rieb sich verwundert die Augen und versuchte seitdem, die Scherben aufzusammeln. Nichts passte zusammen. Das war der Lauf der Dinge, wie man sagt: Otto war einmal ein starker Mann gewesen, er hat meine Mutter geschubst, wenn sie betrunken war; er hat Regale gebaut, er hat Nägel in Holz geschlagen in seiner kleinen Werkstatt unten; dabei haben sich die Muskeln in seinem Gesicht zusammengezogen, und die Zungenspitze lugte zwischen den Lippen hervor, und wir Schwestern schlichen uns an, und wenn wir die Zungenspitze sahen, liefen wir lachend davon und machten es nach, sobald das Lachen nachließ. Das ist das Traurige der Welt, die Momente halten nicht, und auch die schönen vergessen wir; und selbst wenn nicht, irgendwann nehmen wir sie mit, und sie lösen sich auf mit uns.

*

Als wir von unserem kleinen Spaziergang zurückkehrten, setzte Otto sich auf das Garderobenschränkchen und öffnete unendlich langsam und umständlich seine Schnürsenkel. Hätte ich mir nicht eingeprägt, dass AUTONOMIE für alte Leute alles ist, hätte ich sie ihm längst mit der Küchenschere durchgeschnitten.

Ottla kam herein und half meinem Vater mit den Schuhen und brachte ihm eine Jogginghose, die sie ihm anzuziehen half. Sie setzte sich neben Otto und legte ihre Hand auf seinen Oberschenkel. Meine Beine sahen, wie ich erschrocken feststellte, immer mehr aus wie seine. Zuerst war das eine gute Sache gewesen, denn sie waren einfach lang und schlank und blass. Doch an diesem Tag lauerten unter meiner Wollhose bereits, genau wie bei ihm, schillernd bunte Venen, die sich wie Luftschlangen über meine Haut zogen. Man sagte uns oft, dass unsere Familienähnlichkeit nicht zu übersehen war: dreimal lange, schlanke Beine, dreimal große, dunkle Augen, dreimal tiefe Stimmen, dreimal ein Kopf voll Sorgen.

31

Unser blauer Planet 2

Als es im August ganz heiß wurde, geschah es immer öfter, dass mein Telefon klingelte, ich Ottos Nummer auf dem Display erkannte und mich zu Tode erschreckte, weil Valli Problem! Problem! rief. (Das war eines der vier fremdsprachigen Wörter, die sie mittlerweile kannte, die anderen waren: Krankenhaus, schlafen und warten.) Ein paar Wochen lang ging es unserem Vater gut, aber dann kamen die Mikroben und der *Schüttel* (wie mein Vater sagte), und jemand von uns rief den Notarzt an, und Otto wurde in irgendeine Notaufnahme gebracht. Meistens musste er ein oder zwei Wochen bleiben.

Manchmal wusste Otto nicht, wo er war, dann sagte er zur Pflegerin, sie sei ein braves Kind. Meistens aber beschwerte er sich, halluzinierte oder flirtete mit den Schwestern.

Sobald er auf eine andere Station verlegt wurde, fing er sich alle möglichen todbringenden Krankheiten ein, daraufhin wurden wir Schwestern für ein paar Tage ganz blass und besorgt, mein Vater lag während dieser Tage in einem besseren Krankenhausbett, das künstliche Koma verlieh seinen Gesichtszügen eine neue, strenge Würde, sein Leben erschien uns nun besonders kostbar, wir hörten erst auf, Witze zu machen, dann verstummten wir ganz, wir standen schweigend um sein Bett und sagten flüsternd nette Dinge zu ihm, schau, da sind wir, sagten wir, du siehst schon wieder ganz gut aus, Papa; danach stabilisierte sich der Körper unseres Vaters plötzlich, und wir lachten ihn wieder wegen seiner Nasenhaare aus.

Otto lag mal auf der Intensivstation, mal auf der Urologie und einmal auch auf Station 28, der Inneren Medizin, und das war sein letzter längerer Aufenthalt in der Klinik. Dort kamen alle Greise hin, deren Hirne am ewigen Spritzen, Narkotisieren, Aufwecken, Umdrehen, Aufschneiden und Zunähen litten. Otto bekam nacheinander eine Sepsis, eine Grippe, einen Luftröhrenschnitt und Wasser in den Lungen. Er schlief mit offenem Mund. Er sah immer noch schön aus, aber seine Haare waren lang und weiß, und er ähnelte einem braven Pastor, nur dass aus seinem Hals eine Plastikkanüle kam statt frommer Worte. Manchmal war er von den Infusionen so aufgequollen, dass er aussah wie ein Frosch. Die Pfleger erklärten uns, dass die Infusionsflüssigkeit ins Gewebe fließt, wenn die Venen satt sind. Sie sagten, das sei gar nicht schlimm. Ständig schrillten und lärmten all die Geräte, an die er angeschlossen wurde. Otto war immer noch zäh, und als er nach dem Luftröhrenschnitt wieder sprechen konnte (erst nur für ein paar Minuten, in denen seine kratzige, ärgerliche Stimme uns wie ein Wunder vorkam, obwohl er nur rief: Wie denn habt ihr mich hierhergebracht, ihr Miststücke!), sagte er zu uns Schwestern, dass er so schnell schon nicht abkratzen werde.

Er trug jetzt eine Windel, und Babi fragte die Schwester kichernd, ob unser Vater jetzt ein *Adult Baby* sei. Unser Vater sagte zu meiner Schwester, sie solle nur achtgeben, bald sei sie auch so weit. Wir lachten nicht mehr.

Einmal in dieser Zeit wurde mein Vater in eine geriatrische Station gebracht, die mir große Angst gemacht hatte, nicht nur weil mich, als ich das Klinikareal betrat, ein Frösteln überkam, das die hübschen, von außen gepflegten, aber seltsam beunruhigenden Ziegelsteinhäuser auslösten. Ich wusste, dass man in dieser Pflegeanstalt während des Nationalsozialismus Tausende von Kranken umgebracht hatte, und auch die Gebäude hatten sich das gemerkt. Ich dachte an Eva, die sagte, dass die Gebäude ein Gedächtnis haben wie wir Menschen.

In den folgenden Wochen ging ich viele Dutzend Male in dieses Gebäude, jedes Mal voll Unbehagen. Auf dem Weg zu Ottos Zimmer kam man an einer Vitrine vorbei, die wohl den Zweck hatte, Erinnerungen in dementen Menschen zu wecken; sie in die Wirklichkeit zurückzuholen, die nur noch selten in ihnen aufflackerte. Irgendjemand hatte in diese Vitrine das Titelblatt und einige weitere Seiten der *Münchner Illustrierten Presse* gehängt und mit Weihnachtsschmuck dekoriert. Es war die Weihnachtsausgabe des Jahres 1942, und auf dem Cover schmücken zwei Wehrmachtssoldaten einen Christbaum mit Lametta und Kerzen. Der ältere hat wenige Haare und lächelt gütig, als er die Kerzen anzündet. Der jüngere schielt ein bisschen vor Konzentration. Hinter den Soldaten laufen Heizrohre die Wand entlang. Man feiert im Bunker. Ich fragte mich, ob sich Angehörige anderer alter Juden nicht beschwert hatten. Ich fragte mich, ob es andere alte Juden hier gab.

Mein Vater war in die Geriatrie verlegt worden, nachdem er den Pflegern gedroht hatte, dass er sich umbringen würde, sollte man ihn nicht endlich aus dem Krankenhaus entlassen, und obwohl man seinem Willen sonst nicht sehr viel Bedeutung beimaß, wollte man keinen Skandal provozieren. Mein Vater hatte einem Pfleger erzählt, dass ich Anwältin sei und ihnen nichts, und zwar überhaupt nichts, durchgehen lassen und das Krankenhaus und jeden einzelnen Beschäftigten dort verklagen würde. Man hatte ihm den Draht vom Handy, wie er sich ausdrückte, weggenommen, damit er sich nicht erdrosseln konnte, und verlegte ihn in die Abteilung mit den anderen verrückten alten Leuten. Wenigstens war hier der Wahnsinn, anders als die Keime in der Inneren Medizin, nicht ansteckend.

Sein Zimmer teilte er sich mit einem ungewöhnlich großen, liebenswürdigen Menschen, der sich höflich verabschiedete, sobald ich das Zimmer betrat, um uns ein bisschen Zeit allein zu geben. Er ist ein Jude!, sagte mein Vater immer, nachdem die Tür zugefallen war. (Otto fragte die Leute so was nicht, außer sie hatten ganz offensichtlich jüdische Namen wie Cohn oder Mendelsohn natürlich oder sie sprachen Hebräisch. Seit mein Vater nicht mehr gut hörte, verwechselte er andere Sprachen, selbst solche der *Antisemitism*-Völker, mit Hebräisch. Nur ein einigermaßen brauchbares diagnostisches Werkzeug besaß er: Mein Vater wusste im Krankenhaus immer ganz genau, wer von seinen Mitpatienten beschnitten war und wer nicht; er wusste das aber auch von seinen früheren Kollegen an der Universität und sogar von Tann wusste er es, aber vielleicht hatte er einfach nur richtig geraten.)

In der Geriatrie verbrachte Otto zwei Wochen, dann durften wir ihn wieder mit nach Hause nehmen in sein geliebtes Reihenhaus, wo er gerne den Boden geküsst hätte, hätte er sich noch bücken können.

*

Pro Krankenhausaufenthalt beschloss mein Vater genau einmal, fast zu sterben; vielleicht auch, um unser Pflichtbewusstsein, das sich langsam in Trägheit verwandelt hatte, zu erneuern. An einem Tag im August (er war schon etwa eine Woche auf der Inneren) kam ich in sein Zimmer, und mein Vater versuchte, mit mir zu sprechen, aber aus seinem Mund kamen nur Seufzer, und statt Hallo Timna brachte er nur lauter Vokale heraus, und ich rief die Schwester, und sie kam nicht, dann kam sie doch und wurde blass und telefonierte nach einer Ärztin. Diese begann, meinem Vater auf der Brust herumzudrücken, dann warf sie mich aus dem Zimmer, und ich stellte mich auf den Flur, und niemand beachtete mich.

Die Ärztin kam aus dem Zimmer, rief mir lateinische Fachbegriffe zu, die ich nicht verstand, dann rannten die Schwestern und Pfleger in Ottos Zimmer und schoben ihn auf seinem Metallbett heraus, weil er schon bewusstlos geworden war. Ich lief ihnen nach, aber sie sagten, ich solle warten, mein Vater müsse auf die Intensivstation. Ich rief

Babi an und bat sie, so schnell wie möglich zu kommen, und sie setzte sich in ein Taxi und war kurz darauf da, und ich lief hinaus, um den Fahrer zu bezahlen, und dann rannten wir auf die Intensivstation, wo man uns weiter warten hieß.

Ich glaube, diesmal ist es ernst!, schrieb ich an Tann. Das Gleiche schrieb ich an Reisele, und ich erinnerte mich daran, dass ich ihr diese SMS schon einmal vor einigen Jahren geschrieben hatte, nämlich als unsere Mutter aufgehört hatte zu sprechen und stattdessen nur noch Geräusche gemacht hatte wie unsere Hunde, wenn sie schlecht träumten; sie hatte sich nur noch hin und her gewälzt, bis ein Arzt gekommen war und ihr Morphium gespritzt hatte.

Reisele hatte damals eine Geschäftsreise abgebrochen, sie war mit tausend silbernen Rimowakoffern und in einem Kostüm gekommen, und ihre Stöckelschuhe landeten in der Ecke, denn sie lief gleich zu unserer Mutter und strich ihr die nassen Haare aus dem Gesicht und sagte mit sanfter Stimme Sachen zu ihr, die ich sie vorher und nachher nie wieder sagen gehört habe; und dann sagte sie zu uns, die Mama weiß, dass wir alle hier sind, und jetzt kann sie in Ruhe sterben; und sie hatte recht gehabt, denn unsere Mutter starb tatsächlich am nächsten Tag, und wir wussten nicht, was wir machen sollten, denn es war ein Sonntag, und kein Bestatter wollte kommen, um unsere Mutter abzuholen; und so schleppten wir die Couch aus dem Wohnzimmer in das zweite Zimmer, und dort verbrachten wir dann anderthalb Tage, während derer wir abwechselnd ins Wohnzimmer gingen und dann berichteten, was wir gesehen hatten, die Mama ist ein bisschen gelb geworden, ich glaub, die Mama hat sich bewegt!; und nachts konnten wir nicht schlafen, deswegen holte Reisele ihr Laptop aus einem der Rimowakoffer und lud *Unser blauer Planet 2* herunter, und wir lagen halb übereinander auf der Couch, und der schwarze Hund lag die meiste Zeit auch noch über uns, und wir sahen uns drei Meter lange Würmer an, und irgendwie war Frieden eingekehrt.

Reisele kam auch diesmal, sie hatte den nächsten Flug genommen. Diesmal kam sie ohne Koffer. Kurz nach ihr kam auch Tann, der fast genauso lange gebraucht hatte, weil er bei seiner Mutter auf dem Land gewesen war, und er reichte uns allen die Hand, als wollte er kondolieren, dabei lebten wir alle noch, und dann holte er sich acht verschiedene Schokoladenriegel aus dem Süßigkeitenautomaten, die er sofort aß.

Babi trug einen langen weißen Daunenmantel, der aussah wie eine Bettdecke, und unsere Stiefschwester fragte uns erst, ob wir abgenommen hätten, das fragte sie immer, und das war als Kompliment gemeint, dann blätterte sie im Wartezimmer mit der ihr eigenen Mischung aus Gier und Langeweile durch die ausliegenden Zeitschriften, und ich sah auf ihre schön gefeilten, maulbeerfarben lackierten Nägel, und ich musste daran denken, wie Reisele einmal, als sie uns in ein Restaurant einlud, mit diesen Nägeln gefüllte Blätterteigtaschen geöffnet hatte, das Zeug aus der Mitte herausaß und den Blätterteig an den Rand legte. Als Babi begann, die Blätterteigreste zu essen, schob unsere Stiefschwester sie ihr mit der Messerspitze ganz auf ihren Teller. Reisele fürchtete Kalorien und jede Gewichtszunahme. Daran sah man schon, dass sie keine von uns war. Wir wussten von Otto: Kalorien waren gut; denn unter der Besatzung war jede Kalorie wie ein Freund, der einem Komm, mach weiter! ins Ohr haucht.

Unser Vater hatte uns bei fast jedem Essen erzählt, wie der Otata 1942 oder 1943 Woche für Woche mit dem Fahrrad (Timna, damals hatten wir kein Auto mehr! Obwohl mein Vater 1933 eines der ersten Autos Kronstadts hatte!) zu irgendeinem Bauern fuhr und seine Goldbarren gegen einen Becher ranzige Sahne tauschte, die er Otto und seinem Bruder auf die Pimmelsuppe gekippt hatte. Und dann, Timnababi, hatte unser Vater immer gesagt, hat er gerufen: Ihr esst das alleine, eure Mutter und ich hassen nämlich saure Sahne! Und viel später, erzählte unser Vater, hätte er verstanden, dass der Otata und die Omama saure Sahne überhaupt nicht hassten, sondern im Gegenteil sehr gerne hatten, und dass ihre Abneigung nur erfunden war, weil sie ihren Söhnen die ganze Sahne überlassen wollten. Reisele redete immer viel, auch an dem Abend im Restaurant hatte sie von Mode und von Immobilien gesprochen und auch davon, der Gesellschaft etwas zurückzugeben. Als die Bedienung die Rechnung brachte, ließ sie Babi und mich ein bisschen zu lang und ein bisschen zu umständlich in unseren Portemonnaies kramen; erst dann schritt sie ein, streckte sich über den Tisch, griff nach unseren Handgelenken und sagte, kommt, Schwestern, ich übernehme das schon.

In der Zeit, als Otto so krank wurde, hatte sich meine Stiefschwester mit einem amerikanischen Anwalt verlobt. In Amerika muss man für einen Verlobungsring drei Monatsgehälter ausgeben. Meine Stiefschwester liebte solche Regeln. Ihr Ring war so groß, dass an ihrer Hand der Mittelfinger und der kleine Finger nicht mehr den Ringfinger berühren konnten. Die Hand meiner Schwester sah aus wie die Hand eines Gangsterrappers, bloß weißer.

Wir wurden nach fünf oder sechs Stunden zu Otto gerufen. Er war nicht ansprechbar, aber an noch mehr Geräte angeschlossen, und sein Herzschlag erzeugte eine schöne, auf und ab mäandernde Linie auf dem Bildschirm. In seinem Innern war wieder Frühling, die Knospen brachen durch das Eis, mein Vater plante seine Wiederauferstehung.

Nach ein paar Tagen öffnete er die Augen; erst sah er stumm von links nach rechts, wenn wir um sein Bett standen, und dann wieder von rechts nach links; am Tag darauf begann er, seine Beine zu bewegen und ein paar Schritte zu gehen, und noch ein paar Tage später durfte er wieder nach Trudering.

*

Während der folgenden Wochen versuchte ich, meinen Vater dazu zu bringen, eine Vorsorgevollmacht auszufüllen. Ihr müsst ihn irgendwie dazu bewegen, hatten die Ärzte im Krankenhaus gesagt, es ist ja auch in seinem Interesse! Ich druckte also im Copyshop vierzehn Seiten aus und trug sie zu Otto und sagte: Otto, du musst diese Blätter ausfüllen, es ist in deinem Interesse! Mein Vater sah erst auf mich, dann auf die Formulare, dann las ich ihm den ersten Absatz vor, und mein Vater sagte: Ich will nicht deine Blätter ausfüllen! Mir geht es sehr gut! Papa, sagte ich, es ist für den Notfall, du kannst dir ja aussuchen, was du ankreuzen willst. Und dann las ich ihm die verschiedenen Rubriken vor: ob wir nur im Krankenhaus bestimmen sollen, was geschieht, wenn du es selbst nicht mehr kannst. Ob wir auch dein Vermögen verwalten sollen, ob wir dich vor Gericht vertreten; du kannst alles selbst bestimmen. Mein Vater richtete sich auf. Timna, sagte er, aus deinem Mund in Gottes Ohr!, ich will keine solchen Notfälle mehr haben. Und wenn es gibt einen Notfall, dann wissen der Babi und du, was ist zu machen. Ihr seid mein Leben, ihr seid alles, was ich habe. Dann wurde mein Vater ein wenig ergriffen, und er sagte mit leiser, pathetischer Stimme: Ich möchte noch ein wenig Sonne haben, wie ich lebe und ablebe! Ich blieb stehen und sah ihn an und wurde ein bisschen ungeduldig, ich sagte, ja, das weiß ich alles, aber liest du dir das jetzt bitte durch? Er antwortete: Das mache ich in aller Ruhe, meine Augen sind müde, und ich lese nun langsam. Ich sagte, bitte, wie du meinst!, und begann, die Papiere vom Wohnzimmertisch zu klauben, und plötzlich rief mein Vater: Timna, habt ihr für euch auch solche Sachen ausgefüllt? Was passiert mit dir, wenn dir etwas passiert?

Otto sah mich mit seinen großen Augen an, in denen sich am unteren Rand etwas sammelte, das wie Blut aussah. Er dachte kurz nach, dann sagte er: Ich fülle dir das aus, aber nur, wenn ihr solche Zettel für euch ausfüllt. Es ist nicht gesagt, dass ich vor euch abkratze!, sagte er.

Wir waren zwar fünfzig Jahre jünger als Otto, und über die durchschnittliche Lebenserwartung von siebenundsiebzig Jahren und neun Monaten hatte er schon gesiegt, aber vielleicht würde er auch über uns siegen. Er liebte es, uns an die Vergänglichkeit zu erinnern, vor allem, wenn er uns böse war. Dabei wussten wir, dass wir seine Abbilder waren, und sein Anblick hätte uns als Memento mori genügt. Ich warf die Blätter in eine Plastikkiste, in der sich die Zeitungen stapelten, seit Otto sie nicht mehr las. Dann verließ ich sein Haus, und ich verabschiedete mich nur von Ottla.

Am nächsten Morgen klingelte mein Telefon sehr früh, und Otto war am Apparat. Timna, mir geht es sehr schlecht, sagte er. Ich habe mich gestern wie ein Kind verhalten und möchte mich entschuldigen. Ich habe die ganze Nacht nicht geschlafen, klagte er. Wir sind die nächsten Angehörigen zueinander, und ich fülle dir alle Zettel aus. Ich mache immer bei Ja ein Kreuz! Und ganz hinten unterschreibe ich, gut? Bist du jetzt zufrieden, Timna? Besser wäre es, wenn du dir die Zettel durchliest, sagte ich. Schön, sagte mein Vater fröhlich, jetzt musst du dich noch entschuldigen, dann ist alles gut, und wir können bald wieder einen neuen Streit beginnen. Mein Vater lachte über seinen Witz. Ich rollte mit den Augen und entschuldigte mich auch. Er sprach weiter: Ich will nicht mehr mit euch streiten. Ich liebe euch, und ihr seid alles, was ich habe. Und ich bin alles, was ihr habt. Diesen Satz meinte er genau so, wie er ihn sagte.

Als er das aussprach, bekam mein Vater offenbar ein leises Gefühl seiner Endlichkeit: Was, wenn ich wieder ein solches Schüttel bekomme, fragte er. Dann bin ich weg, sagte er und atmete laut aus.

Doch da kehrte seine Zuversicht zurück. Eigentlich ging es mir noch nie besser, sagte er. Mein Harn läuft wieder wie mit achtzehn, er ging noch nie besser. Timna, sagte er, ich will noch nicht weg!

32

Ich aber gehe einem guten Leben und Frieden entgegen

Bevor mein Vater krank wurde, ging er mehrmals jährlich in die Synagoge. Meistens nahm er das Auto, was an den jüdischen Feiertagen verboten ist, aber dafür fastete er an den hohen Festtagen, um alle physischen Bedürfnisse zu vergessen und den Engeln zu gleichen, wie man sagt. An Jom Kippur, dem Versöhnungstag, dem höchsten Feiertag der Juden, begleiteten wir ihn immer.

Früher gingen wir in die kleine, verschämte Hinterhofsynagoge in der Reichenbachstraße, vor der ein kleines Polizeihäuschen stand. Man musste an den bayerischen Polizisten in ihren hässlichen beigegrünen Uniformen vorbei und an den hübschen israelischen Sicherheitsmännern, die in Zivil waren, die man aber leicht an ihrem guten Aussehen erkannte und die sich ein bisschen aufspielten. Otto wusste, was man zu ihnen sagen musste, damit sie uns vorbeiließen, und ohne Otto wären wir niemals in die Synagoge gekommen, weil wir am Jom Kippur *Herzlichen Glückwunsch* statt *Gute Unterschrift* sagten (so wenig kannten wir uns aus), denn an diesem Tag werden wir von Gott in das Buch des Lebens eingeschrieben, wenn wir uns richtig angestellt haben; aber wir wären auch nicht hineingekommen, weil wir auch ganz anders aussahen als die sittsamen jüdischen Mädchen mit ihrem buschigen Haar und ihren langen Ärmeln.

Dass wir an diesem letzten Jom Kippur wirklich alles falsch machten, war nicht unsere Schuld. Wir trafen uns wie immer im Steakhaus, um vor Anbruch des Fastens zu essen. Otto liebte das Steakhaus, nicht nur, weil es so nah an der Synagoge war, dass er sogar, als er schon schwer ging, zu Fuß hinüberlaufen konnte, sondern auch, weil es dort ein All-you-can-eat-Salatbüfett gab. (Für diesen Einfall lobte Ottla ihn, denn bisher hatte sie jedes Mal, wenn sie kam, um Valli abzulösen, meinen Vater mit den Worten begrüßt: Domnu B.! Sie sehen sehr schlecht aus! Die ungarische Person, deren Namen ich nicht in den Mund nehmen werde, ernährt Sie schlecht! Sie müssen Vitamine essen!) Fleisch aß außer Valli niemand mehr bei uns, aber dafür schafften wir spielend leicht vier Teller Salat pro Person. Otto versöhnte sich also an Jom Kippur zunächst mit zwei Salatköpfen, einer Dose Kidneybohnen und vielen roten Zwiebeln, die ihm Ottla vom Büfett geholt hatte.

Während wir aßen, hob er den Kopf und sprach zu mir. Timna, ich habe jetzt gar keine Angst mehr, denn ich trage zwei. Du trägst zwei, wiederholte ich fragend, und während ich fragte, kapierte ich schon, dass Otto beim Essen wieder gerne vom Urin sprechen wollte und dass er meinte, dass er zwei Windeln übereinandertrug, und ich gratulierte ihm zu diesem Einfall, aß ein paar Salatblätter und schenkte ihm ein Glas Wasser nach.

Dann liefen wir zur neuen Synagoge, einem Prachtbau mitten in der Stadt, denn die Synagoge im Hinterhof gab es nicht mehr. Otto teilte das Heer an Sicherheitspersonal wie Moses das Meer, und wir liefen durch das Eingangsportal, auf dem die Zehn Gebote abgedruckt waren, auf dass sich ein jeder, der die Synagoge betrat, ihrer vergewisserte. Das sind meine Mädchen!, sagte er zu den Securitys, die in unsere Handtaschen und in Ottlas Stoffbeutel schauen wollten.

Otto ging in den unteren Teil, der den Männern vorbehalten war, und sah sich nach seinen Bekannten um, von denen jedes Jahr weniger kamen und schließlich nur Aaron übrig geblieben war, ein schnauzbärtiger Israeli aus Mittenwald. Wir Schwestern gingen mit den anderen Frauen die seitliche Treppe hoch, um die Empore zu erreichen. Männer und Frauen waren nur durch ein Netz getrennt, was dem Heiratsmarkt innerhalb der jüdischen Gemeinde nur förderlich war. Ich trug ein Kleid, und trotzdem fielen wir negativ auf inmitten der Schar sittsamer Mädchen und ihrer strengen Mütter. Aus finanziellen Gründen hatte Otto in München auf eine Gemeindemitgliedschaft verzichtet, sodass wir keine festen Plätze in der Synagoge hatten und, egal wo wir standen, innerhalb weniger Minuten von den richtigen Gemeindemitgliedern verscheucht wurden. Alle Plätze waren reserviert, aber keiner für uns. Im Weg stehend warteten wir auf unsere Entsühnung. Am Jom Kippur, so heißt es im Gebet, wird besiegelt, wie viele sterben und wie viele geboren werden sollen, wer zu seiner Zeit und wer vor seiner Zeit gehen wird, wer durch Feuer und wer durch Wasser, wer durch Schwert und wer durch Hunger, wer durch Sturm und wer durch Seuche, wer Ruhe haben wird und wer Unruhe, wer Rast findet und wer umherirrt, wer frei von Sorgen und wer voll Schmerzen, wer hoch und wer niedrig, wer reich und wer arm sein soll. Umkehr, Gebet und Wohltun wenden das böse Verhängnis ab, sagen die Juden, und unsere Ahnen haben all das noch geglaubt. (Das ist alles natürlich Ku-atsch, aber es gibt vielleicht irgendwo einen lieben Gott. Und es ist sehr wichtig, seinen Eltern das Totengebet zu sagen!, erklärte Otto, wenn man ihn danach fragte.)

In der Synagoge München musste man, um das böse Verhängnis abzuwenden, anscheinend nur herumstehen und ab und zu konzentriert in das hebräisch-deutsche Gebetsbuch sehen und so tun, als hätte man sublime Gedanken, obwohl man bloß versuchte, simultan zu übersetzen. In Israel kann man seine Sünden auf ein Huhn übertragen: Das Huhn wird über den Kopf geschwungen, und man spricht: Das ist mein Stellvertreter. Das ist mein Auslöser. Das ist meine Sühne. Dieses Huhn geht in den Tod, ich aber gehe einem guten Leben und Frieden entgegen. Danach schlachtet man das Huhn und lässt es ausbluten. Wir hatten kein Huhn, und wenn wir eines gehabt hätten, hätten wir ihm ein schönes Gehege gebaut und ein schlechtes Gewissen gehabt, weil wir aus seinen Eiern Ottos rumänischen Spezialitätenauflauf machen würden, und so sahen wir abwechselnd in die Gebetsbücher, ohne die richtige Seite zu finden, auf die schönen zedernholzverkleideten Wände und auf Otto, der neben Aaron stand. Anfangs zogen wir Ottla noch damit auf, dass sie sich inmitten der vielen alten Juden neue Kundschaft in Form weiterer alter Juden aussuchen könne, aber tatsächlich war Otto der erbarmungswürdigste Jude dieses Abends, und ich dachte erschrocken, dass Gott sich wohl bei diesem Neujahrsfest gegen ihn entschieden hatte und er in das Scheißbuch eingetragen worden war. Otto gehörte zu jenen alten Leuten, mit denen man sofort unendliches Mitleid hatte, er trug sein altes Jackett mit den drei Knöpfen, die ihm Ottla zugemacht hatte; und das alles war ihm jetzt viel zu groß, und jeder konnte es sehen. Auf dem Lesepult, in der Mitte des Männerteils, sang der Chor das aramäische Gebet, und Otto gab uns schon nach wenigen Minuten ein Zeichen, dass er gehen wolle, und wir liefen hinaus, und ich dachte: Das war mein letztes Mal in der Synagoge. Draußen war es seltsam warm. In jenen Tagen kehrte, wie immer im Frühherbst, der Sommer zurück, und es wurde täglich wärmer, und sogar nachts konnte man wieder ohne Jacke herumlaufen.

Otto war so schwach, dass er sich nicht wehrte, als wir ein Taxi riefen. Ottla half ihm einzusteigen. Sogar sie hatte seit mindestens einer halben Stunde nicht mehr gelacht.

Am nächsten Morgen hatte mein Vater hohes Fieber.

33

Gedanken des Hasses und der Liebe

Am Nachmittag dieses Tages machte ich mich erst spät auf den Nachhauseweg. Auf den Krankenhausfluren sah ich die Menschen, die man dort immer sah, die meisten alt, die meisten traurig, manche zogen eine Metallstange mit einer Infusion oder einem Katheterbeutel hinter sich her, und fast alle gingen schwerfällig, als hätte sie jemand kürzlich erst verprügelt oder als schleppten sie ihr Elend wie einen schweren, unsichtbaren Koffer mit sich. Ich lief an den Ehrenamtlichen in den grünen Kitteln vorbei, die mit aggressiven Gesichtern die Krankenhausflure nach Opfern für ihr erbarmungsloses Samaritertum absuchten; ich lief an den Ärzten vorbei, unter deren Kitteln bunte Turnschuhe heraussahen, ich lief kilometerlang auf marmoriertem Linoleumboden. Das war nun die Welt meines Vaters, dachte ich. Vielleicht würde er noch einmal die Augen öffnen und den Blick heben und in die Leuchtstoffröhren blicken, mit denen jeder Winkel des Krankenhauses ausgeleuchtet wurde. Vielleicht würde er noch einmal aufstehen und ein paar Schritte über das warme Linoleum machen. Vielleicht würde er auch liegen bleiben, das sei sogar sehr wahrscheinlich, sagten die Ärzte. Er hatte keine Angst, man spritzte ihm Morphium und Schlafmittel, alles war jetzt egal, sein Atem ging ruhig und sanft, und Ottla, die die letzte Woche fast ausschließlich im Krankenhaus verbracht hatte und die immer ganz volle Tupperdosen mit nach Hause nehmen musste, weil mein Vater fast nichts mehr aß, kannte längst alle Pfleger, und ich hörte ihr Lachen noch, als ich herausging aus Ottos Zimmer.

Es dämmerte schon, als ich aus dem Krankenhaus kam. Den ganzen Weg nach Hause ging ich zu Fuß. Ich lief im Dunkeln über mehrere steinerne Brücken und an den italienischen Fassaden vorbei und an den ganzen Bürgerhäusern, und im Sommer hatte ich hier ganze Familien auf Fahrrädern und blonde Kinder mit Hunden an der Leine gesehen, und jetzt im Winter sah ich im Hochparterre erleuchtete Zimmer und Paare, die an der Kochinsel standen, und Leute, die an Holztischen saßen und sprachen und aßen. Ich lief zu meinem Haus, sperrte auf, ging die Treppen herauf und ließ meine linke Hand am roten Kunststoffgeländer entlanggleiten, was natürlich nie funktionierte, weil die Kunststoffbeschichtung meine Hand quietschend bremste. Ich öffnete meine Tür, machte das Licht an, die Katze lag auf der Couch, da, wo früher oft mein Vater und meine Schwester gesessen hatten, wenn sie mich besucht hatten.

Zu Hause machte ich mein Handy wieder an, ich schrieb eine SMS an Babi und eine SMS an Tann; Eva versuchte ich anzurufen, aber sie hob nicht ab; dann machte ich das Telefongerät wieder aus, bevor man mir antworten konnte. Ich holte aus dem Flur Katzenfutter und gab der Katze genug Essen. Ich nahm im Herausgehen einen warmen Schal mit und schlüpfte in warme Schuhe. Ich zog die Tür hinter mir zu, dann ging ich ein paar Stockwerke hinauf, und dann stieg ich über die Feuertreppe auf die Dachterrasse unseres Hauses. Die Luft war kalt und sehr klar. Ich schloss die Augen und dachte, das ist mein neues Leben.

Ich stand auf dem Gebäude und hielt meinen Kragen mit einer Hand zusammen, weil der Wind ging, und ich dachte über all das, was passiert war, nach. Dann dachte ich, dass nun nichts mehr passieren würde. Ich schloss meine Augen und dachte an meine Eltern und meine Schwestern und auch an die Hunde. Ich hatte kein Buch über die schöne Geschichte meiner Familie geschrieben, ich wusste immer noch nicht, wie die Schattenmorellen wuchsen und glänzten, ich hatte den Schnee, der winters die Karpaten bedeckte, nie gerochen.

Meine Gedanken waren kein Monument, meine Familie war nicht bedeutend, und meine Geschichte war es nicht. Nichts davon verdiente eine Gedenkstätte. Meine Gedanken waren nur so lange da wie ich, und sie waren Gedanken des Hasses und der Liebe.

FSC
www.fsc.org
MIX
Papier | Fördert gute Waldnutzung
FSC® C083411

2. Auflage 2024

Umschlaggestaltung: Marion Blomeyer / Lowlypaper
Gesetzt aus der Dante
Satz: Buch-Werkstatt GmbH, Bad Aibling
Druck und Bindung: CPI books GmbH, Leck
ISBN 978-3-462-00143-3